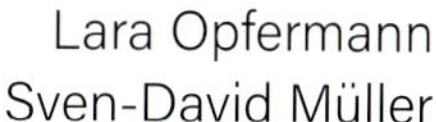

Lara Opfermann
Sven-David Müller

Fettkiller

So geht abnehmen richtig!

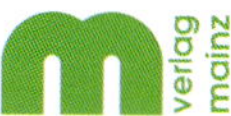

Lara Opfermann
Sven-David Müller

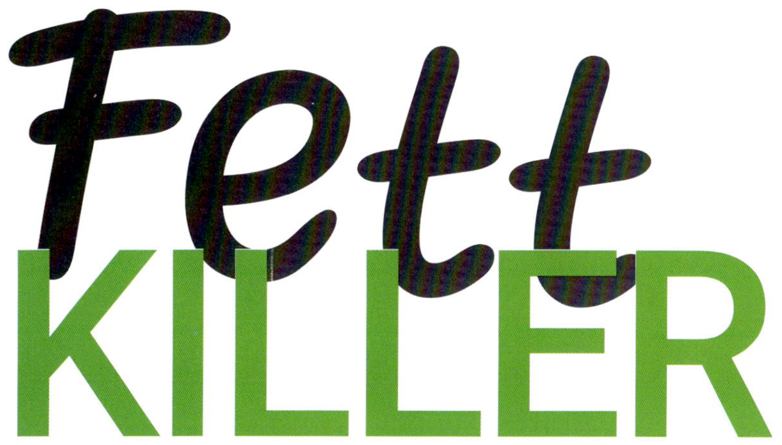

Fett Killer

So geht abnehmen richtig!

Die 100 besten Kalorienkiller

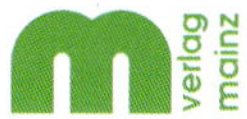

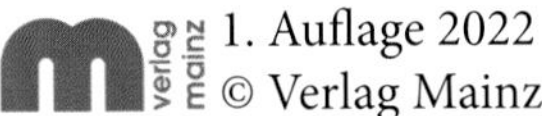
1. Auflage 2022

Printed in Germany

Verlagsgruppe Mainz
Süsterfeldstraße 83
52072 Aachen

Gestaltung, Druck und Vertrieb:
Druck & Verlagshaus Mainz
Süsterfeldstraße 83
52072 Aachen
www.verlag-mainz.de

Lektorat: Julia Huntscha
Umschlaggestaltung: Dietrich Betcher
Innenteilgestaltung: Yessin Saad
Umschlag Fotografie: Björn Küssner; www.bjoernkuessner.de

ISBN-10: 3-86317-063-6
ISBN-13: 978-3-86317-063-9

Inhaltsverzeichnis

Vorwort

Unser Körper besteht aus etwa 30 Billionen Zellen, die alle jeden Tag gefüttert werden wollen: Kein Wunder, dass wir ständig Hunger haben. Würde man noch die 38 Billionen Bakterien dazuzählen, die sich in unserem Dickdarm tummeln oder auf der Haut leben, käme man auf ganze 68 Billionen Zellen. Es gibt nichts, was man mit dieser Größenordnung vergleichen könnte, um sich diese Zahl besser vor Augen führen zu können. Und die Tatsache, dass wir eigentlich nur ein riesiger Zellhaufen sind, der dank der Natur ein bisschen in Form gebracht wurde, macht es nicht gerade leichter sich vorzustellen, dass in all diesen Zellen genau jetzt, in diesem Moment, die Stoffwechselwege stattfinden, die uns ermöglichen einen Marathon zu laufen, über Witze zu lachen und unsere Fettzellen zum Überlaufen bringen können. Jede einzelne Stoffumwandlung in unserem Körper zählt zum Stoffwechsel. Alles, was wir essen und nicht wieder unten rauskommt, wird verstoffwechselt und lässt uns leben. Unser Stoffwechsel, der auch Metabolismus genannt wird, ist damit aber nicht nur unser Lebensretter, sondern vor allem der Grund, ob und wieso wir zu- oder abnehmen. Was die meisten Menschen nicht wissen: Sie beeinflussen den Stoffwechsel tagtäglich mehr, als sie sich vorstellen können. Er hat nämlich viele Funktionen und so gibt es genauso viele Möglichkeiten gezielt auf ihn einzuwirken.

Rechnet man den durchschnittlichen Energiebedarf in Kalorien für jede Zelle einzeln aus, kommt man auf die unglaubliche Zahl 0,00000000006: Eine Null, dann ein Komma, dann zehn Nullen und dann eine Sechs. Das klingt nach verdammt wenig, wenn man mal überlegt, dass ein Burger allein fünfhundert Kalorien hat. Zählt man allerdings den Energiebedarf aller Zellen zusammen, kommt man auf circa zweitausend Kalorien, die wir jeden Tag zu uns nehmen können, damit unsere Zellen satt sind. Keine Sorge, das ist da s letzte Mal Mathe für heute: Für die zweitausend Kalorien gibt es hunderttausend Möglichkeiten, in welcher Form, Größe oder Zusammensetzung wir diese essen können. Es wäre zu schön, um wahr zu sein, wenn es Lebensmittel gäbe, durch die wir mehr Kalorien verbrennen, als sie selbst enthalten.

Nun ja ... Solche Lebensmittel gibt es schlichtweg nicht. Aber tatsächlich gibt es eine Reihe an Lebensmitteln, die sich positiv auf den Stoffwechsel auswirken können. Und genau diese findest du in diesem Buch. Man nennt diese Lebensmittel auch Nutrazeutika oder Functional Foods, weil deren Inhaltsstoffe funktionelle, pharmazeutische Wirkungen haben, die wissenschaftlich bewiesen wurde.

Neben unserem Stoffwechsel spielt auch die Darmflora eine bedeutende Rolle für unser Gewicht. Wissenschaftler haben vielfach nachgewiesen, dass unsere Darmbakterien uns dick oder auch schlank machen können. Wer abnehmen möchte, braucht eine ganz bestimmte Darmflora und ganz bestimmte Bakterien im Darm. In diesem Buch zeigen wir Dir welche.

Wir reden praktisch alle seit Jahren immer nur über Diäten, übers Abnehmen, wie wir unser Leben umkrempeln wollen, damit das Ich-nehme-jetzt-ab-Labyrinth endlich ein Ende hat, aber stattdessen tun sich immer mehr falsche Fährten auf. Damit ist jetzt Schluss. Also was genau macht unseren Stoffwechsel aus und was passiert eigentlich in unserem Körper, wenn wir abnehmen? Platzen Fettzellen? Wer oder was sind die wahren Fettkiller und wie wirken diese auf unseren Stoffwechsel? Dafür machen wir einen kleinen Exkurs, schauen uns den Stoffwechsel mal genauer an und sprechen über die eigentliche Rolle der Genetik. Denn warum nehmen fast alle von uns leicht zu, aber nur unter viel Mühe oder überhaupt nicht ab? Haben wir alle Hamstergene? Wie entsteht Übergewicht und was hat unser Körper davon immer dicker zu werden? Ist das einzige Ziel unseres Stoffwechsels uns zu ärgern? Dieses Buch gibt dir Antworten auf viele Fragen und zeigt dir, wie wir gesund abnehmen können.

Das Ziel dieses Buches ist es vor allem die Wissenschaft greifbar zu machen und zu übersetzen, den Stoffwechsel zu verstehen und die Wirkung von Lebensmitteln kennenzulernen. Dafür haben wir die wissenschaftliche Fachliteratur durchforstet und sind auf die Suche nach wahren Schlankfoods gegangen. Wir haben tiefer gegraben, als es jede Diät macht, und haben neue Forschungsergebnisse für jeden verständlich übersetzt. Wir sind davon überzeugt, dass es neue Wege braucht, um Übergewicht, Adipositas, Gewichtszunahme und Jo-Jo-Effekt zu bekämpfen.

Trotzdem solltest Du eines im Hinterkopf behalten: Wissen-

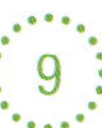

schaft ist nicht immer einfach und neue Forschungsergebnisse können und werden sich immer mal widersprechen. Das sollte allerdings nicht dazu führen, dass man gar nicht darüber spricht.

Wir wünschen Dir viel Erfolg auf dem Weg zu einer schlankeren Zukunft. Wenn Du Fragen hast, kannst Du bei uns Hilfe und Antworten bekommen. Melde Dich per E-Mail bei uns. Und jetzt geht's los!

Dein
Prof. PhDr. Sven-David Müller,
M. Sc. Ernährungsmedizinischer
Wissenschaftler
sdm@svendavidmueller.de

Deine
Lara Opfermann, B. Sc.
Ernährungswissenschaftlerin
lara@opfermann.cc

Kapitel 1

Energie!

Wären wir nur von einer durchsichtigen Haut überzogen, könnten wir gut sehen, was alles passiert, wenn wir etwas gegessen haben: Wie es vom wunderschön angerichteten Teller ganz stilvoll in der Kloschüssel landet und was mit all dem passiert, was unser Körper mühsam rausgezogen hat. Wir wären wahrscheinlich alle so davon fasziniert, wie unser Körper es schafft aus einem einfachen Stück Brot Energie zu machen, die am Ende unser Herz schlagen lässt, wie jede Zelle eine so wichtige Aufnahme übernimmt, die unverzichtbar ist, und wie ausgeklügelt unser Körper ist, wenn er Tage lang nichts zu essen bekommt, dass es so etwas wie plastische Chirurgie nicht gäbe, weil wir uns über die Einzigartigkeit des Körpers bewusst wären. Unser Darm schafft es aus Bananen, Brokkoli und Tofu Nährstoffe rauszuziehen, etwa wie eine French Press, wenn man morgens den Kaffee zubereitet und mit etwas Mühe, aber ganz sorgfältig, das Kaffeepulver nach unten drückt. Auch bei uns bleibt unten etwas übrig, was dann eben in der Kloschüssel landet. Die Nährstoffe aus dem Essen werden hingegen wie der Kaffee gelöst, nur eben nicht in einer braunen Brühe, die man trinken kann, sondern im Blut, wovon dann unsere Zellen trinken können. Und genau hier, wenn die Nährstoffe unseren Magen-Darm-Trakt verlassen, ist der Moment, wo die meisten Bücher aufhören, es aber eigentlich erst so richtig spannend wird. Denn ab diesem Moment entscheidet sich, ob unser Körper genug Energie hat, ob er noch mehr braucht und was mit den sorgfältig rausgelösten Stoffen passiert. Bevor wir allerdings zu diesen bislang eher stiefmütterlich behandelten Wegen der Nährstoffe in und aus den Zellen kommen, sollten wir uns noch einmal kurz anschauen, welche Nährstoffe wir auf jeden Fall brauchen.

Wieso wir tagtäglich Essen brauchen, liegt auf der Hand: Wir essen, damit alle unseren Zellen mit Energie versorgt werden und diese weiterhin ihren Aufgaben nachgehen können.

Vom aufrechten Gang, der durch die Arbeit der Muskeln ermöglicht wird, weswegen diese viel Energie benötigen, bis hin zur

Immunabwehr oder der Reinigung des Blutes durch die Nieren. Jeder dieser Prozesse benötigt eine Portion Energie und jeder dieser Prozesse beschreibt unseren Stoffwechsel, unseren Metabolismus, denn jede Stoffumwandlung zählt zum Stoffwechsel!

Die wirklichen Top drei Energielieferanten sind dabei die Hauptnährstoffe Kohlenhydrate, Proteine und Fettsäuren. Aus ihnen beziehen wir unsere Energie. Ohne sie könnten wir genauso wenig atmen, wie ein Auto ohne Benzin fahren würde. Daher ist es mindestens genauso unsinnig auf einen dieser Stoffe vollständig zu verzichten, wie den Tank eines Autos mit Luft zu befüllen (wobei dieser Versuch bei den derzeitigen Spritpreisen verlockend erscheint). Wir brauchen Energie, aber eben nicht zu viel und vor allem die richtige Sorte. Während von allen Nährstoffen ***die Guten*** existieren, die satt machen, den Stoffwechsel anregen oder das Verhältnis zwischen Muskel- und Fettmasse verbessern, existieren genauso ***die Bösen***.

Abnehmen kann übrigens jeder. Immer, wenn der Körper eine negative Energiebilanz hat, baut er auch Fett ab. Niemand nimmt bei einer kalorienreduzierten Kost nicht ab. Das gibt es auf der ganzen Welt nicht, dass ein Mensch bei geringer Kalorienzufuhr nicht abnimmt. Das nämlich so, als gäbe es Autos, die ohne Benzin oder Strom – also ohne Energie – fahren. Es gibt auch niemanden, der vom Anschauen von Lebensmitteln zunimmt. Jedes Pfund geht durch den Mund. Ohne Kalorien keine Fettmasse. Man kann auch kein Haus ohne Holz oder Steine bauen.

Kohlenhydrate werden von vielen versehentlich als Zucker bezeichnet. Kohlenhydrate sind jedoch wesentlich vielfältiger als die meisten denken: Es gibt kurzkettige, langkettige, ziemlich verzweigte und ganz einfache Kohlenhydrate. Unter Zucker verstehen die meisten hingegen das weiße Pulver, dass man beim Backen oder Kochen besser nicht mit Salz verwechseln sollte. Diese als Zucker bezeichnete Substanz ist Saccharose und ist ein recht kurzes Kohlenhydrat, das bloß aus zwei Molekülen besteht, die aussehen wie ein Händchen haltendes Pärchen. Weshalb der Mensch nun gerade Süßes wie Schokolade oder Cola so gerne mag, hat einen ganz wichtigen Grund, der die meisten vermutlich irritieren wird, weil sich Low-Carb-Diäten nun schon seit einigen Jahren stabil unter den Top drei der beliebtesten Diäten halten.

Übersicht der Kohlenhydrate

Name	Anzahl der Bausteine	Wichtige Vertreter
Monosaccharide (Einfachzucker)		Glucose (Traubenzucker) Fructose (Fruchtzucker) Galactose (Schleimzucker)
Disaccharide (Zweifachzucker)		Saccharose (Rohr-,Rübenzucker) Lactose (Milchzucker) Maltose (Malzzucker)
Oligosaccharide (Mehrfachzucker)	Bis 10	Für die menschliche Ernährung von geringer Bedeutung
Polysaccharide (Vielfachzucker)	mehr als 10 bis mehrere 100 000	Stärke (pflanzlich) Amylopekin Amylose Glykogen (tierisch)
komplexe Kohlenhydrate (Nahrungsfasern/ Ballaststoffe)	mehr als 10 bis mehrere 100 000	Cellulose Hemicellulose Pectin

Unser Stoffwechsel ist in erster Linie darauf ausgelegt die Energie aus Kohlenhydraten zu gewinnen.

Der Geschmack ***Süß*** bedeutet für unseren Körper Nahrhaftes. Kommen unsere Geschmackszellen also in Berührung mit etwas Süßem, das zudem unser Wohlbefinden steigert, dann erleben wir eine Art Zucker-Fress-Rausch. Folglich wird das Belohnungssystem unseres Gehirns aktiviert, wodurch Glückshormone ausgeschüttet werden, die uns süchtig machen können. Das führt dazu, dass wir gierig werden, denn wer weiß schon,

wann es endlich wieder was zu essen gibt. Zucker hat also einen Suchtfaktor, der aber evolutionstechnisch zu begründen ist, weil unser Gehirn den Geschmack als Nahrhaft bewertet. Wir lieben süß. Säuglinge lächeln sofort, wenn sie süß schmecken. Süß bedeutet Energie.
Neben Kohlenhydraten, den Fettsäuren, die sich nur langsam, aber sicher von ihrem schlechten Ruf, den sie einst hatten, befreien können, und den derzeit heißbegehrten Proteinen, die man auch Eiweiße nennt, übernehmen auch die vielen Vitamine, Mineralstoffe und Spurenelemente wichtige Aufgaben in unserem Körper. Vitamine sind im Zusammenhang mit der Energiegewinnung sehr wichtig. Sie beschleunigen die Reaktionen, damit wir aus den Hauptnährstoffen die Energie gewinnen können. Man muss sich ihre Wirkung wie einen Grillanzünder vorstellen. Ohne ihn würde es deutlich länger dauern, bis der Grill an ist. Genauso verhält es sich mit den Vitaminen.
Was mit der gewonnenen Energie passiert, ist davon abhängig, wie die Bilanz zwischen Kalorienzufuhr und Kalorienverbrauch ausfällt. Führen wir unserem Körper mehr Energie zu, als er verbraucht, sprechen Ernährungswissenschaftler von einer positiven Energiebilanz, die sich leider alles andere als positiv auf den Körper auswirkt, denn der würde damit auf Dauer aufgehen wie ein Hefekloß. Ist die Energiebilanz hingegen negativ, baut der Körper Substanz ab. Das ist zwar das, was wir in der Grundidee erreichen wollen, nur leider hat genau dieser Substanzabbau seinen Haken. Gerade zu Beginn des Abbaus bedient sich unser Körper nicht am Fett, sondern ausgerechnet an den Muskeln, die eigentlich maßgeblich dazu beitragen, dass der Stoffwechsel schneller wird.

Info

Muskeln sind die größte Triebkraft unseres Stoffwechsels.

Erst nach vielen Stunden ist der Stoffwechsel in der Lage, Fett zur Energiebedarfsdeckung heranzuziehen. Wer daher eine normale Diät macht, baut anfangs vor allem Muskeln und viel Wasser ab. In der Regel macht der Wasseranteil am Anfang sogar

80 Prozent der Gewichtsabnahme aus. Das ist nicht nur kontraproduktiv, sondern führt auch zum Jo-Jo-Effekt. Wie viel Energie wir am Ende des Tages benötigen, hängt aber nicht nur vom Geschlecht, unserer bereits bestehenden Körperzusammensetzung wie der Muskel- und Fettmasse, der Größe und dem Alter, sondern auch von Umweltfaktoren wie der Ernährung und Bewegung ab.

Info

Viele Menschen wiegen sich regelmäßig und übersehen dabei, dass die Waage blind ist. Sie kann nur ein Gesamtgewicht bestimmen und macht keine Aussage über die Körperzusammensetzung. Da die meisten ja kein Wasser und keine Muskeln, sondern Fett verlieren möchten, ist es wichtig, regelmäßig – alle zwei bis vier Wochen – die Körperzusammensetzung mit einer bioelektrischen Impedanzanalyse (BIA) zu bestimmen. Hochwertige BIA-Geräte gibt es in praktisch allen Fitnessstudios.

Kapitel 2

Die wichtigsten Stoffdeals unserer Organe – Was ist Stoffwechsel(n)?

Alles, was wir essen, landet zunächst in unserem Magen, wird dort vermischt und wandert weiter Richtung Dünndarm. Dort findet die eigentliche Verdauung der Nährstoffe statt. Aus dem Brei, den unser Magen gezaubert hat, werden die Nährstoffe herausgelöst und an das Blut abgegeben. Über die sogenannte Pfortader schwimmen die Nährstoffe zunächst zur Leber, die den Mittelpunkt aller Stoffwechselwege bildet.

Die Leber im Mittelpunkt

Die Leber ist eines der faszinierendsten Organe, obwohl die meisten mit ihr nur Alkohol und Entgiftung in Verbindung bringen, was daraus resultiert, dass dort neben Kohlenhydraten, Proteinen und Fettsäuren auch Alkohol abgebaut wird. Sie übernimmt aber auch noch eine Reihe anderer Aufgaben in unserem Körper, die vielen unbekannt sind: Sie bildet ein Reservoir für viele Vitamine und Mineralstoffe, besitzt ein Glukose-Neuherstellungs-Programm, kann Proteine herstellen, Hormone aktivieren und abbauen, unser Blut entgiften und kann Proteine und Kohlenhydrate so abbauen, dass am Ende das gleiche Produkt entsteht: Pyruvat. Gut, zumindest im letzten Punkt ist sie nicht so besonders, denn das können auch alle anderen Zellen, die sich von Kohlenhydraten ernähren. Und das sind in der Regel alle unsere Zellen. Aber dadurch, dass die Leber das erste Organ ist, was die Nährstoffe zu Gesicht bekommt, wird dort auch ein Großteil der Nährstoffe verstoffwechselt. Für den Abbau der Kohlenhydrate ist in den ersten Schritten kein Sauerstoff notwendig. Man nennt das in der Wissenschaft anaerob. Wissenschaftler gehen davon aus, dass diese Mechanismen entstanden sind, als auf der Erde noch Ultra-Bedingungen herrschten, es also noch nicht genug Sauerstoff auf der Erde gab.

Die Energiegewinnung aus Glucose

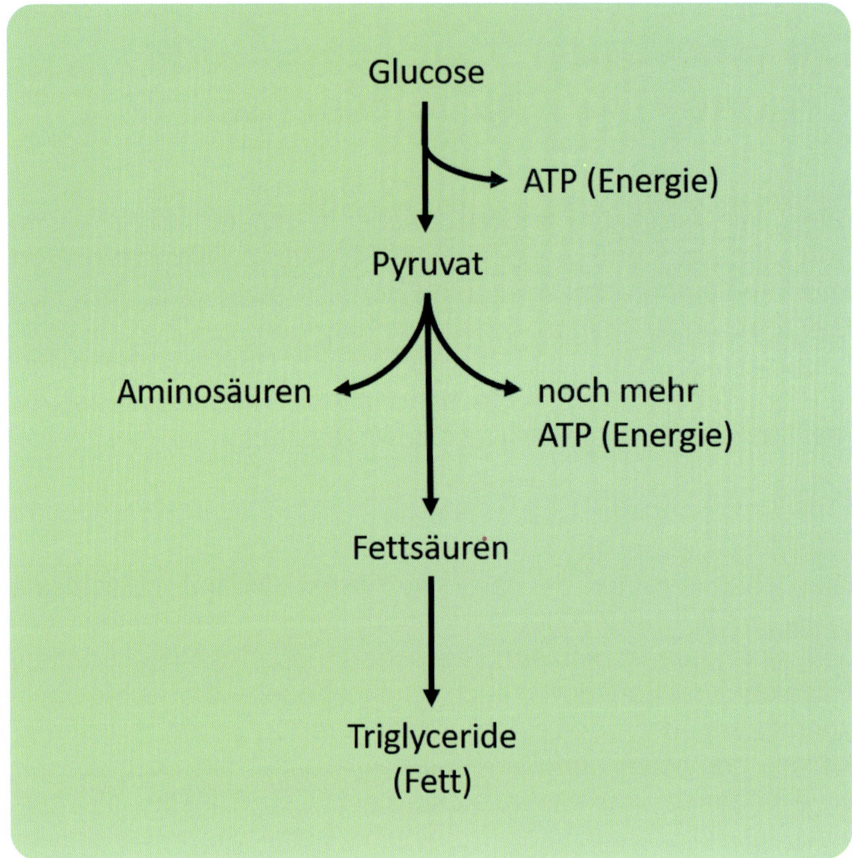

Was alle unsere Zellen draufhaben: Beim Abbau der Nährstoffe zu Pyruvat, was überwiegend aus Kohlenhydraten geschieht, gewinnen unsere Zellen bereits eine Menge an Energie in Form von ATP (Adenosintriphosphat). Aus Pyruvat kann im weiteren Stoffwechsel noch mehr ATP freigesetzt werden. Gleichzeitig kann Pyruvat aber auch in die Bausteine der Proteine, die Aminosäuren, sowie in Fettsäuren umgewandelt werden, die dann zu Triglyceriden, zum eigentlichen Fett, zusammengepuzzelt werden können. Andersrum geht das jedoch nicht: Fettsäuren können nicht in Pyruvat umgewandelt werden.

Info

Pyruvat stellt einen wichtigen Mittelpunkt der Stoffwechselprodukte dar und kann von fast allen Zellen unseres Körpers hergestellt werden.

Die Fähigkeit des Stoffumwandelns, die die Leber besitzt, kann ihr aber auch zum Verhängnis werden.

Essen wir nämlich zu viel des Guten, rollt ein kleiner Nährstoff-Tsunami auf unsere Leber zu und wenn wir ausgerechnet in diesem Moment nicht genügend Energie verbrennen, also eine positive Energiebilanz vorliegt, meldet unser Gehirn: speichern, speichern, speichern. Kohlenhydrate werden in der Leber in Form von Glykogen gespeichert. Sind diese Speicher aber bereits voll, hat das zur Folge, dass aus den kleinsten Kohlenhydraten wie dem Fruchtzucker (Fructose) oder dem Traubenzucker (Glukose) Fett (Triglyceride) hergestellt werden kann. Und da die Leber nicht nur in der Lage ist Kohlenhydrate in Fettsäuren und schließlich in Fett umzuwandeln, sondern noch ein ziemlich guter Speicher ist, kann sie so irgendwann selbst zur Fettleber werden.

Die Leber hat aber noch mehr in Petto. Genau dann, wenn wir es nötig haben, weil wir gerade nichts gegessen haben und wir uns in einer negativen Energiebilanz befinden, kann sie liefern und zwar Energie. Der wichtigste Baustein dafür stellt Traubenzucker (Glukose) dar, der aus den Glykogenspeichern der Leber gewonnen wird. Über die sogenannte Gluconeogenese kann die Leber, nachdem im Körper alle Alarmglocken angegangen sind, wieder Glukose herstellen und damit den Stoffwechsel am Laufen halten. Aus der Glukose kann dann wieder Pyruvat entstehen und Energie gewonnen werden. Ein einmaliges Glukose-Neuherstellungs-Programm, das neben der Leber einzig noch die Niere beherrscht, die das aber nur für sich selbst tut. Die Leber ist nicht so egoistisch und tut es für den gesamten Körper. Allerdings sind die natürlichen Glukosespeicher des Körpers erst nach circa 30 Kilometern Laufen aufgebraucht. Viele unterschätzen also das Können ihres Körpers. Nach acht Stunden ohne Nahrung geht aber selbst der Leber die Glukose aus. Dann wird Fett zur wichtigsten Energiequelle.

Schlussendlich könnten wir ohne die Anstrengungen der Leber nicht atmen. Was bringt schon ein Auto mit vollem Tank, wenn der Motor fehlt, um das Benzin zum Verbrennen zu bringen? Genauso eng ist die Beziehung zwischen Darm und Leber. Der Darm nimmt zwar alles auf, aber die im Blut schwirrenden Kohlenhydrate bringen nichts, wenn wir sie nicht verstoffwechseln können. Und auch wenn die Leber es schafft aus allen Hauptnährstoffen Energie zu gewinnen, so ist der Kohlenhydratstoffwechsel für alle unsere Zellen immer noch der effektivste.

Der Muskelprotz des Stoffwechsels

Während dic Leber alles an Energie verfügbar macht, sind unsere Muskeln mehr oder weniger ihr Gegenspieler. Sie verbrennen die Energie und sie tragen maßgeblich dazu bei, dass wir in einem Kaloriendefizit landen. Je höher die Muskelmasse eines Menschen ist, desto höher ist auch sein Energiebedarf. Bei über 650 Muskeln ist es nicht verwunderlich, dass sie den Platz eins der Organe mit dem höchsten Energiebedarf belegen. Dicht gefolgt von der Leber und dem Gehirn.
Was Muskeln gar nicht leiden können, sind Diäten. Das liegt ganz einfach daran, dass eine zu geringe Energieaufnahme dazu führt, dass Muskeln schrumpfen. Ein weiterer Knackpunkt ist, dass Muskeln ab einem gewissen Alter sowieso anfangen zu schrumpfen und somit einer der besten Verbrenner im Stoffwechsel nur noch mit halber Leistung wirken kann. Dagegen kann man nur wirken, indem man regemäßig Sport macht. Somit kann die Muskelmasse zumindest bis zu einem bestimmten Grad erhalten beziehungsweise vergrößert werden. Wer abnimmt, kann nicht gleichzeitig Muskeln aufbauen. Muskeln verbrauchen viel Energie und so hat der Körper in Jahrmillionen ein Programm entwickelt, dass den Energiebedarf durch Muskelabbau reduziert, um bei einer Diät nicht zu verhungern. Seit rund 30.000 Jahren ist unsere Genausstattung praktisch unverändert. Da es vor 30.000 Jahren noch häufig Energiemangel gab, musste sich der Körper schützen und dieses Überlebensprogramm entwickeln.
Was an dieser Stelle auch erwähnenswert ist, ist, dass Frauen grundsätzlich eine geringere Muskelmasse haben als Männer. Das liegt vor allem am höheren Testosteronspiegel der Männer,

der anabol, also muskelaufbauend wirkt. Das erklärt auch, wieso Männer im Allgemeinen einen höheren täglichen Energiebedarf haben als Frauen. Und das ist wiederum der Grund, warum Männer schneller abnehmen als Frauen. Zudem nehmen Männer sehr wirkungsvoll Bauchfett ab.

What a brain

Das Gehirn ist das wichtigste Organ für die Entscheidungsfindung zwischen Hunger, Appetit und Sättigung. Hier werden die Warnsignale unserer Zellen empfangen, gespeichert und neue Botenstoffe versendet, wenn es uns an Energie mangelt. Überall in unserem Körper befinden sich deshalb Sensoren, die im Sekundentakt über irgendwelche Ungereimtheiten informieren und die Meldungen darüber machen, ob es unseren Zellen gut geht oder nicht. Wenn Warnmeldungen kommen, dann muss das Gehirn anhand der Signale ablesen, an was es uns fehlt.
Fehlt es uns beispielsweise an Wasser, dann melden vor allem die Nieren Alarm. Dann wird im Gehirn ein Botenstoff ausgeschüttet, der eine ganze Reihe an weiteren Reaktionen in Gang setzt: Dazu gehört, dass wir sensibler auf Salz reagieren, denn da wo Salz im Körper ist, da ist auch das Wasser. Gleichzeitig müssen wir weniger Wasser lassen, um möglichst wenig davon zu verlieren.
Melden unsere Zellen Energiemangel, dann führt das nicht nur zu einem Signal an die Bauchspeicheldrüse, die dann das Hormon Glukagon ausschüttet, sondern auch zu einem Hungergefühl, das in unserem Gehirn entfacht wird. Der wichtigste Messwert, wie es unseren Zellen geht, ist der Blutglukosespiegel (Blutzucker). Ist dieser zu niedrig, dann bekommt das Gehirn Panik, versucht sich und die roten Blutkörperchen zu retten, indem es weitere Stoffe ausschüttet, die das Hungergefühl verstärken sollen und uns auf Nahrungssuche schicken.
Für unsere Gehirnzellen sind Kohlenhydrate unverzichtbar. Unser Gehirn braucht Kohlenhydrate. Vor einigen Jahren fanden Forscher heraus, dass ein langer Nahrungsverzicht, wie er bei vielen Diäten vorliegt, zu einer sogenannten Autophagie von Nervenzellen im Gehirn führt. Autophagie bedeutet, dass sich die Gehirnzellen selbst fressen. Das klingt im ersten Moment schlimm,

aber tatsächlich ist diese Reaktion des Gehirns zunächst nur ein Schutzmechanismus, um das Hungersignal zu verstärken und um Fettsäuren freizusetzen, die den Stoffwechsel des Gehirns sichern sollen, wenn es schon keine Kohlenhydrate gibt.
Gleichzeitig war eine zweite Beobachtung der Forscher auch noch sehr interessant: Anhaltend hohe Fettsäurekonzentrationen im Blut, wie sie nach fettreichen Mahlzeiten, wie zum Beispiel bei einer Currywurst typisch sind, führten ebenfalls zu einer gesteigerten Autophagie, trotz eigentlich ausreichender Nahrungsaufnahme (eine Currywurst hat ungefähr 450 kcal). Im Umkehrschluss bedeutet das, dass eine zu niedrige Kohlenhydrataufnahme und eine zu hohe Fettaufnahme die Selbstverdauung des Gehirns fördern und den Hunger verstärken können.
Über das Gehirn und sein Energiebedarf existieren auch noch eine Reihe an Theorien. Eine, um die es in den letzten Jahren sehr still geworden ist, ist die selfish brain theory. Diese besagt, dass das Gehirn so egoistisch ist wie kein anderes Organ und seine Bedürfnisse über die der anderen Organe stellt: Das Gehirn schüttet demnach das Stresshormon Cortison aus, das dazu führt, dass die Insulinwirkung gehemmt wird und somit der Blutglukosespiegel steigt. Die Fett- und Muskelzellen nehmen durch die unterdrückte Insulinwirkung keine Glukose mehr auf. Gut fürs Gehirn, denn da geht laut dieser Theorie eine regelrechte Traubenzucker-Party ab. Aber macht diese Theorie überhaupt noch Sinn mit Blick auf die Zunahme an übergewichtigen Menschen in Deutschland?
Zumindest ist richtiger Hunger nach innen gerichtet und kann uns vor unseren Mitmenschen in ziemlich schlechtes Licht rücken. Aber Hangry (Hungry = hungrig + Angry = verärgert) zu sein ist ganz normal, denn wenn wir hungrig sind, dann wirken die ausgeschütteten Botenstoffe genau in den Regionen des Gehirns, in denen auch die Verarbeitung und Entstehung unserer Emotionen stattfinden. Wobei es Hunger hierzulande schon lange nicht mehr gibt. Trotzdem wird der Satz »Ich habe Hunger« täglich millionenfach ausgesprochen. Keiner in Deutschland hat wirklich Hunger. Wir haben Appetit und geben diesem Gefühl gerne nach. Anders formuliert haben wir wenig Willen. Das ist aber vor allem dem geschuldet, dass Essen gleichzeitig auch Lust bedeutet und diese erfüllen wir uns nun mal gerne.

Übung

Dazu eine ganz einfache Übung oder vielmehr ein Test. Sag einfach mal das Wort Schokolade oder Kartoffelchips und schau dabei in den Spiegel und vergleiche dann mal deinen Gesichtsausdruck mit dem, der beim Aussprechen von Rohkost oder Knäkkebrot entsteht. Wir lächeln bei Leckerem, Fettigem ... – bei Trockenem und Knackigem eher weniger oder gar nicht. Diese Einstellung können wir aber selbst ändern. Und irgendwann beginnen wir auch bei Himbeeren oder Gurkensalat zu lächeln. Was uns dabei hilft, ist vor allem die Imaginationskraft, die einer der besten Helfer bei der Gewichtsabnahme sein kann. Einfach mal versuchen und trainieren.

Pankrea-was?

Ein weiterer Grund, welcher dafürspricht, dass Kohlenhydrate für uns eine unverzichtbare Energiequelle darstellen, ist die Fähigkeit unseres Körpers den Blutglukosespiegel durch feine Sensoren an den Zellen zu messen.

Übersicht über die Wirkmechanismen der Bauchspeicheldrüse

Bauchspeicheldrüse schüttet Insulin aus → Körperzellen nehmen Glucose auf; Leber- und Muskelzellen speichern sie als Glykogen

↓

Blutzuckerspiegel sinkt

↓

Bauchspeicheldrüse misst Blutzuckerspiegel

Blutzuckerspiegel zu hoch → Bauchspeicheldrüse schüttet Insulin aus

Blutzuckerspiegel zu niedrig → Bauchspeicheldrüse schüttet Glucagon aus → Leber- und Muskelzellen bauen Glykogen zu Glucose ab und geben sie ins Blut ab

↓

Blutzuckerspiegel steigt → Bauchspeicheldrüse misst Blutzuckerspiegel

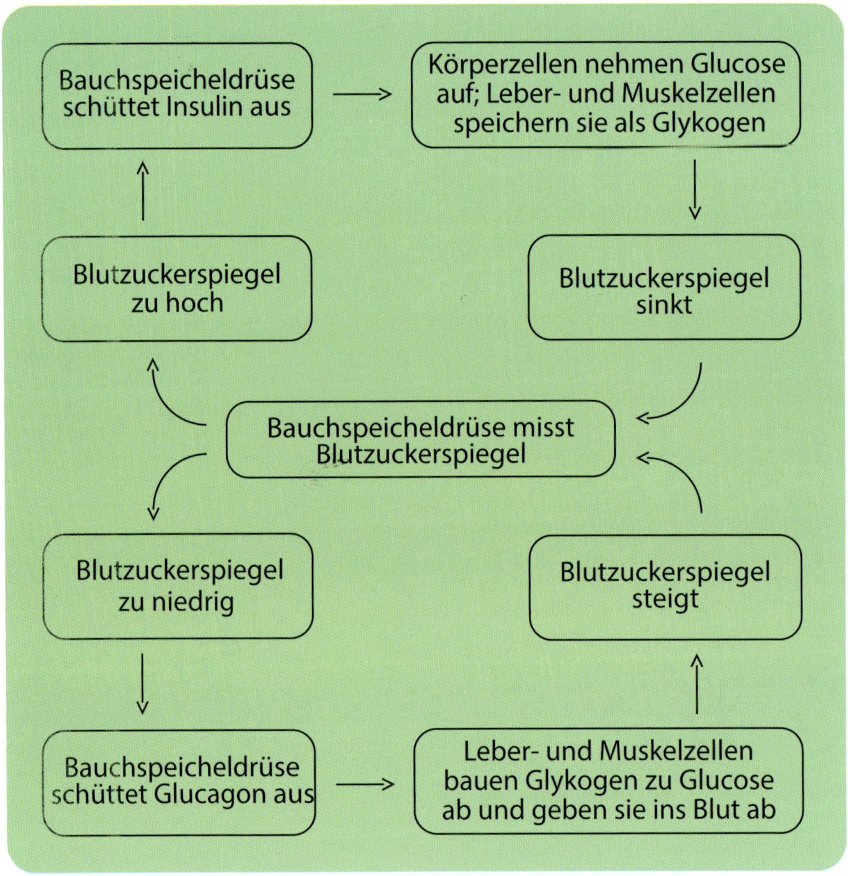

Ist unser Blutglukosespiegel zu hoch, dann schüttet unsere Bauchspeicheldrüse, auch bekannt als Pankreas, eine Ladung Insulin aus. Genauer sind es die Langerhans'schen Inseln in der Bauchspeicheldrüse, die Insulin ausschütten, wenn wir Kohlenhydrate gegessen haben, indessen Folge der Blutglukosespiegel steigt. Das Insulin wirkt dann Blutglukose senkend, weil zu hohe

Blutglukosewerte auf Dauer schädlich sind. Das Insulin, das dann in unserem Blutkreislauf rumschwirrt, befiehlt der Leber: Energiegewinnung und Energiespeicherung. Egal in welcher Form. Und damit wird Eines klar: Insulin hat auch noch eine weitere Wirkung, die auf Programmierungen der Steinzeit zurückzuführen sind. Insulin hemmt nämlich auch den Abbau von Fett.

Der Gegenspiegel von Insulin ist Glukagon. Ist unser Blutglukosespiegel zu niedrig, dann schüttet unsere Bauchspeicheldrüse eine Ladung Glukagon aus: Ab da heißt es für die Leber arbeiten. Aus den Glykogenspeichern, also den Kohlenhydratspeichern, der Leber wird Glukose gewonnen, bis sie leer sind oder wir einen Happen essen. Unser Körper versucht hier also den Erhalt einer Traubenzucker-Balance.

Eine Balance, die sowohl durch einen zu hohen als auch durch einen zu niedrigen Kohlenhydratanteil in der Ernährung gestört wird, die allerdings für unser Gehirn als auch unsere roten Blutkörperchen essentiell ist.

Es wäre schön, wenn unser Körper nach einem Glukagonrausch, und sobald die Glykogenpeicher leer sind, auf die Fettverwertung umstellen würde, aber das tut er nicht sofort. Zunächst greift er auf die Proteine der Muskeln zurück. Ist einfacher, da Aminosäuren in Pyruvat umgewandelt werden können. Und das kann dann in das Glukose-Neuherstellungs-Programm der Leber eingeschleust werden und schon gibt's neue Glukose mit viel Energie. Beim Fett sieht das anders aus. Unser Körper beginnt erst nach vielen Stunden bereitwillig und in nennenswerter Menge seine Fettreserven zu teilen und aufs Energie-aus-Fett-Programm umzuschalten.

Schildd(r)üse

Unsere Schilddrüse ist das wichtigste hormonproduzierende Organ unseres Stoffwechsels. Sie ist dabei nicht nur der Dirigent für die Verdauung und den Stoffwechsel, sondern beeinflusst unser Herz-Kreislauf-System und trägt zu unserem Wohlbefinden und unserer psychischen Gesundheit bei. Sie sieht aus wie ein kleiner Schmetterling, den wir verschluckt haben und der uns in der Kehle stecken geblieben ist, dabei hat sie im Vergleich zu ihrer Größe eine ziemlich wichtige Funktion in unserem Stoffwechsel. Sie ist der Taktgeber unseres Stoffwechsels und wenn sie out of order ist, dann kann sich das ziemlich schnell auf das Gewicht auswirken. Nach Befehl des Gehirns werden in der Schilddrüse die zwei wichtigsten Hormone des Stoffwechsels gebildet, die Trijodthyronin (T3) und Tetrajodthyronin (T4) heißen. Je mehr dieser Hormone in unserem Körper vorhanden sind, desto schneller laufen die Stoffwechselprozesse ab.

Jemand mit einer Schilddrüsenunterfunktion nimmt daher schnell zu, weil alle Prozesse im Schneckentempo passieren, während es bei einer Schilddrüsenüberfunktion genau andersrum ist. Es gibt leider Menschen, die glauben, dass sie mit einer Überfunktion besser dran wären. Eine Schilddrüsenüberfunktion ist allerdings eine Erkrankung und nichts womit man experimentieren sollte und sich mit einem Schilddrüsenhormonkonsum herbeiführen sollte. Wenn du das Gefühl hast, dass dein Stoffwechsel möglicherweise aufgrund der Schilddrüse zu langsam ist, dann solltest du einen Arzt aufsuchen.

Info

Bitte Deinen Arzt Deine Schilddrüsen-Hormone zu überprüfen. Eine Schilddrüsenunterfunktion muss behandelt werden. Dadurch nimmst Du automatisch leichter ab.

Zu typischen Symptomen einer Schilddrüsenunterfunktion zählen:

- Kälteempfindlichkeit
- Müdigkeit
- Erhöhtes Schlafbedürfnis
- Depressive Verstimmungen
- Gewichtszunahme
- Probleme bei der Gewichtsabnahme
- Jo-Jo-Effekt
- Erhöhte Blutfettwerte (vor allem Cholesterin, insbesondere das LDL-Cholesterin kann erhöht sein)
- Spröde, brüchige Haare, vermehrter Haarausfall
- Chronische Verstopfung
- Unregelmäßige Monatsblutung bei Frauen, unerfüllter Kinderwunsch oder reduzierte Empfängnisfähigkeit

Die Schilddrüse ist also undenkbar für das Funktionieren des Stoffwechsels und daher sollte sie in Hinblick auf das Ankurbeln des Stoffwechsels immer beachtet werden.
Praktisch die gesamte Bevölkerung in Deutschland leidet unter Jodmangel und der kann zu Veränderungen der Schilddrüse führen. Daher ist es wichtig den Jodmangel auszugleichen.

Info

Verwende ausschließlich Jodsalz und esse mindestens zwei bis drei Mal die Woche Seefisch. Damit sind natürlich nicht Fischstäbchen und Schlemmerfilets gemeint, sondern Kochfisch, gegrillter oder gedünsteter Fisch. Auch Heringssalat oder andere Fische in Mayonnaise und Öl sind ungeeignet. Dagegen ist Wildlachs eine gute Jodquelle, denn die enthaltenen Omega-3-Fettsäuren sind sehr wertvoll. Veganer profitieren von bestimmten Meeresalgen, die pflanzliche Quellen für Jod sein können.

Eine Kurzgeschichte zum Stoffwechsel

Zusammenfassend sieht unser Stoffwechsel also in etwa so aus: Wir essen, weil wir Hunger haben und unsere Zellen Angst haben, dass sie nicht überleben. Diese senden ein SOS-Signal an unsere Bauchspeicheldrüse, die den Notfallplan »Glukagon« einschaltet, während das Gehirn unseren Beinen befiehlt endlich zum Kühlschrank zu gehen und uns was zu kochen. Zeitgleich springt die Leber ein und macht schon mal Traubenzucker, der den Blutglukosespiegel stabil hält. Dann essen wir endlich was und können gar nicht mehr aufhören. Unser Magen vermischt alles. Die Nährstoffe werden in das Blut transportiert, darin gelöst und unsere Leber und natürlich auch die anderen Zellen müssen alles in Energie umwandeln. Wenn soweit erst einmal genug Energie da ist und damit wir nicht so schnell in eine so brenzlige Situation wie eben geraten, wird alles, was noch übrig ist, gebunkert. Tadaaaa, jetzt bauen wir Fett auf. Unser Gehirn gibt Ruhe. Wer bei dem Ganzen von oben zuguckt? Die Schilddrüse. Die gießt auch nochmal Öl ins Feuer, in dem sie sagt: Nö, eben war so ein Stress. Das Gehirn hat gesagt: Jetzt erst einmal langsam. Geizig, wie sie ist, gibt sie nur ein paar T3s und T4s ins Blut ab. Jetzt ist der Stoffwechsel am Schlafen und Sparen. Nur den Hunger und das neugewonnene Fett werden wir nicht los und genau das Fett kann dem Stoffwechsel richtig Ärger machen.

Kapitel 3

Was passiert im Körper, wenn man abnimmt?

Es ist tatsächlich sehr faszinierend, wie viel Mühe unser Körper sich auch noch nach 150 Jahren seit der Erfindung des Kühlschranks gibt, möglichst viel Fett aufzubauen, während wir vehement alles versuchen, damit das nicht passiert. Es scheint fast als würden die Fettzellen süchtig nach Fett sein, was sie tatsächlich sind. Fettzellen (Adipozyten) sind ziemlich gierig – um es auf den Punkt zu bringen –, denn sie sind in der Lage sich auf ein Tausendfaches zu vergrößern. Sie sind auf ihren Hauptnährstoff, die Fettsäuren, angewiesen. Aber nicht nur das. Auch aus Kohlenhydraten kann der Körper Fettsäuren herstellen, welches er dann den Fettzellen zur Verfügung stellt, die sich damit vollsaugen und daraus Fett (Triglyceride) machen. Das bedeutet nicht, dass Kohlenhydrate und Fettsäuren schlecht sind: Ganz im Gegenteil. Allerdings essen wir alle zu viel davon.
Fett ist bis zu einem gewissen Grad gesund und lebenswichtig. Und eine Diät muss auch nicht fettarm oder gar fettfrei sein. Wir brauchen Fett. Unsere Organe werden zum Beispiel durch eine Fettschicht geschützt. Damit wir fettlösliche Vitamine aufnehmen können, benötigt unser Körper Fettsäuren. Und auch jede unserer Zellen baut in ihre Wand Fettsäuren ein, damit sie elastisch und widerstandsfähig wird.

Der Beginn des Fettabbaus

Wer glaubt, dass Fettgewebe direkt abgebaut wird, der irrt sich gewaltig. Bis der Körper sich dazu entscheidet Fettsäuren aus ihrem Dienst zu entlassen, muss er sich nämlich schon im absoluten Energiemangel befinden. Dieser Energiemangel bedeutet in erster Linie immer ein Mangel an Traubenzucker (Glukose), denn auf dessen Energiegewinnung ist unser Körper vorrangig ausgelegt. Dieser Zustand ist erst nach einigen Tagen, wenn der

Blutglukosespiegel über längere Zeit im Keller ist und die Glykogenreserven der Leber aufgebraucht sind, erreicht.
Da unser Fett zum Großteil nur ein Backup für schlechte Zeiten ist und das schon immer so war, lassen sich die Mechanismen des Fettabbaus (Lipolyse) gut nachvollziehen, auch wenn es in der Wissenschaftswelt, wie in jedem Fachgebiet, natürlich immer mal wieder neue, spektakuläre Entdeckungen gibt. Bei einem hohen Blutglukosespiegel läuft das Standardprogramm des Stoffwechsels auf Hochtouren: Dem Fettaufbau (Lipogenese) steht nichts im Weg. Sinkt der Blutglukosespiegel hingegen stark ab, sinkt parallel auch das Tempo des Fettaufbaus: Dann steht dem Fettabbau theoretisch nichts mehr im Weg. Ganz so einfach bleibt es allerdings nicht, denn zunächst bedient sich der Körper an den Proteinen der Muskeln. Gleichzeitig beginnt er aber zu begreifen: Das kann ich nicht die ganze Zeit machen, denn Muskeln brauche ich mehr als mein Fett.
Der größte Trigger des Fettabbaus ist ein dauerhaft zu niedriger Blutglukosespiegel, der aus einer negativen Energiebilanz resultiert. Die wichtigsten Regulatoren in diesem Zusammenhang sind die Hormone. Im Hungerzustand schüttet der Körper die Hormone Glukagon und Adrenalin aus. Beide sind in der Lage den Fettabbau zu aktivieren. Tatsächlich wirkt Glukagon auch eher in der Leber als im Fettgewebe, weshalb der Fettabbau für dieses Hormon eher an zweiter Stelle steht. Adrenalin hingegen, ein absolutes Stresshormon, macht seinem Namen alle Ehre, denn es wird dann ausgeschüttet, wenn wir aufgeregt oder gestresst sind und uns im Kampfmodus befinden. Da wir in diesen Momenten besonders viel Energie brauchen, geht es dem Körper ans Fett und der Fettabbau wird gesteigert.

Info

Insulin ist der Gegenspieler vom Glukagon und verursacht daher auch das komplette Gegenteil. Insulin hemmt den Fettabbau und fördert den Fettaufbau. Außerdem löst Insulin Hunger aus. Es ist also in hungrigmachendes Anabolikum (aufbauendes Hormon). Mit viel Insulin im Körper kann niemand abnehmen. Wer also abnehmen möchte, braucht einen geringen und vorallem konstanten Insulinspiegel.

Aufbau eines Triglycerids

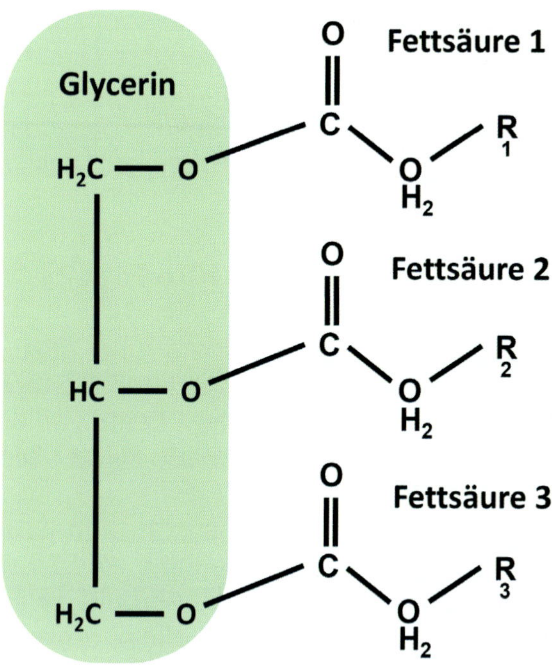

Was passiert mit dem Fett?

Nachdem das Fettgewebe die Anweisung zur Selbstzerstörung (Lipolyse: Lyse (griech.) = Auflösung) bekommen hat, werden die in den Fettzellen enthaltenen Fette (Triglyceride), die immer aus drei Fettsäuren und einem Glycerin bestehen, voneinander gelöst und für die Energiegewinnung der Körperzellen genutzt. Im weiteren Abbau werden die Fettsäuren dann zu Acyl-CoA, später zu Acetyl-CoA abgebaut und in weiteren Stufen im sogenannten Citratzyklus viel Energie in Form von ATP gewonnen. In diesem Zusammenhang kommen auch die sogenannten Ketonkörper (beispielsweise Aceton) ins Spiel, von denen der ein oder andere vielleicht schon etwas gehört hat. Da die neuen, freigewordenen Fettsäuren nicht von allen Körperzellen genutzt werden können, vor allem nicht von den roten Blutkörperchen (Erythrozyten), die den Sauerstoff zu unseren Zellen transportieren und den Nervenzellen, ohne die sozusagen kein Strom läuft und unser Gehirn nicht mehr funktionieren kann, wird ein Teil des Acyl-CoA zur Ketonkörper-Produktion, speziell für das Gehirn und die roten Blutkörperchen, genutzt. Diese werden in der Leber produziert. Auch die Muskeln und das Herz können die Ketonkörper verwerten. Damit hat unser Körper ein ziemlich ausgeklügeltes Notaggregat-System entwickelt, dass allerdings mit viel Mühe aktiviert werden muss.

Wie viel Energie steckt in einem Kilo Fett?

Das Notaggregatsystem unseres Körpers führt dazu, dass wir immer mehr Fettsäuren freisetzen können und die mühsam gesammelten und zusammengepuzzelten Fette verlieren. Aber geht das wirklich so schnell, wie es gerade klingt? Die Antwort ist leider nein.

Viele Menschen glauben, dass es realistisch ist fünf Kilo in zwei Wochen abzunehmen. Aber das ist definitiv eine Lüge. Zumindest ist es unmöglich fünf Kilo Fett innerhalb zwei Wochen abzunehmen. Der Grund ist, dass man allein, um ein Kilo Fett zu verbrennen, zwischen 5900 und 7000 Kalorien verbrennen muss. Das ist eine Menge! Theoretisch ist es der Bedarf von vier Tagen. Was man allerdings nicht unterschätzen darf ist, dass, selbst wenn man vier Tage fasten würde, man zunächst viel Muskel abbauen würde und der Stoffwechsel gleichzeitig in den Schlummerzustand gehen würde: Alles, was dann übrigbleibt, wird sofort gebunkert und insgesamt werden die Stoffwechselwege etwas langsamer, um Energie zu sparen. Geschweige davon, dass man, wenn man vier Tage nichts essen würde, sehr schlecht gelaunt wäre, sich kraftlos fühlt und ein Jo-Jo-Effekt vorprogrammiert ist.

Gesund und realistisch ist es deshalb also nur **innerhalb einer Woche ein halbes bis ein Kilogramm abzunehmen**. Es ist gesund, realistisch und vor allem nachhaltig. Die meisten sind nämlich zu ungeduldig und das ist einer der Gründe, weshalb Diäten so zelebriert werden: Man hat das Gefühl in kurzer Zeit viel abzunehmen und dazu ist die Zeit des Verzichts schnell vorbei. Die wenigstens verlieren bei Diäten aber reines Fett. Stattdessen verlieren die meisten viel Wasser und Muskeln, weshalb der Stoffwechsel am Ende noch langsamer wird. Vor allem durch den Glykogenabbau, der durch Diäten verursacht wird, werden die Wasserspeicher geleert. Glykogen weist nämlich eine sehr große Wasserbindungskapazität auf. Mit jedem Gramm gespeichertem Glykogen werden auch 3 Gramm Wasser gespeichert. Der Glykogenabbau führt daher zu einem massiven Wasserverlust. Das erklärt auch, wieso man am Anfang einer Diät besonders viel abnimmt. Nur stark Übergewichtige können in den ersten 14 Tagen bis zu 10 Kilogramm verlieren. Davon ist der größte Anteil jedoch Glykogen, Wasser, Aminosäuren – der Fettanteil ist verschwindend gering.

Für ein halbes Kilo muss man also circa 4000 Kalorien mehr verbrennen. Das sind täglich etwas mehr als 550 Kalorien und sollte nicht unterschätzt werden. In jedem Fall, damit der Stoffwechsel nicht anfängt zu schlummern, sollte die tägliche Kalorienaufnahme immer über dem Grundumsatz liegen.

Info

Der Grundumsatz ist die Energie, die der Körper in Ruhe verbrennt. Also ohne, dass wir uns extra anstrengen müssen. Es ist sozusagen die Mindestgrenze an Energie, damit alle unsere Zellen genug Energie zur Verfügung haben und nicht hungern müssen. Mittels der Harris-Benedict-Formel kannst du deinen Grundumsatz ganz leicht selbst errechnen.

Für Männer: GU = 66,5 + 13,7 * Gewicht (kg) + 5 * Größe (m) – 6,8 * Alter (Jahren)

Für Frauen: GU = 655,1 + 9,6 * Gewicht (kg) + 1,8 * Größe (m) – 4,7 * Alter (Jahren)

Platzen Fettzellen oder leiern sie aus?

Nachdem der Fettabbau begonnen hat, stellen sich viele Menschen eine ausgeleierte Fettzelle vor, die nur darauf wartet wieder gefüttert zu werden und die sich nie wieder zurückbildet. Der Mensch hat im Erwachsenenalter 40.000.000.000 bis 90.000.000.000 Fettzellen (Adipozyten). Bei einer Gewichtszunahme oder Gewichtabnahme im Erwachsenenalter verändert sich nicht die Zahl der Fettzellen, sondern die Befüllung der Fettzellen. Wahrscheinlich besteht die Annahme, weil viele Menschen das Bild vor Augen haben, dass, wenn stark Übergewichtige Menschen sehr viel Gewicht abnehmen, diese häufig hängende Hautlappen haben. Aber wie der Name bereits verrät, ist das nur überschüssige Haut und keine ausgeleierte Fettzelle. Um zu verstehen, was mit den Fettzellen passiert, nachdem sie ihre Füllung abgegeben haben, schauen wir uns zunächst den Aufbau einer Fettzelle an. Fettzellen bestehen zu 95% aus Triglyceriden. Diese machen bei einem Normalgewichtigen Menschen zwischen acht und zehn Kilogramm aus und können den Energiebedarf für ungefähr 37 Tage decken. Unglaublich, oder?
Neben der riesigen Fettblase, die den Zellkern an den Rand der Zelle drängt, befinden sich in Fettzellen, genauso wie in jeder anderen Zelle, Zytoplasma (das kann man sich vorstellen wie das Eiklar in Eiern), Mitochondrien (die Kraftwerke jeder Zelle) sowie das endoplasmatische Retikulum (= ER), wovon zwei Arten existieren: das raue ER spielt eine wesentliche Rolle bei der Herstellung von Proteinen und das glatte ER bei der Produktion von Fett.

Wenn man abnimmt, bleiben diese anderen Bestandteile von Fettzellen also immer übrig. Nur die riesige Fettblase kann wachsen und schrumpfen. Na gut, unsere Zellen müssen sich dem natürlich fügen, sonst würden sie selbst irgendwann platzen – was sie aber nicht tun. Und wer abnimmt, verliert keine Fettzellen – er oder sie entleert die Fettzellen, die oft nur darauf warten wieder voll und fett zu werden. Nur der plastische Chirurg kann mit der Liposuktion Fettzellen ganz absaugen. Damit lassen sich aber nur kleine Fettmengen entfernen – also der Körper modellieren. Große Mengen Fett kriegt auch der beste Chirurg nicht weg. Entsprechend sind sie genauso in der Lage

sich anzupassen, wenn die Fettblase wieder schrumpft. Fettzellen werden also nur kleiner. Weder sterben sie, noch leiern sie aus. Während in der Kindheit noch zusätzliche Fettzellen entstehen, bilden sich in der Erwachsenenphase keine Fettzellen mehr zusätzlich. Nur durch chirurgische Eingriffe (Stichwort Fettabsaugung) lässt sich die Anzahl der Fettzellen vermindern.
Durch eine Diät kann nur die Befüllung der Fettzellen mit Fett verringert werden.

Adipozyt

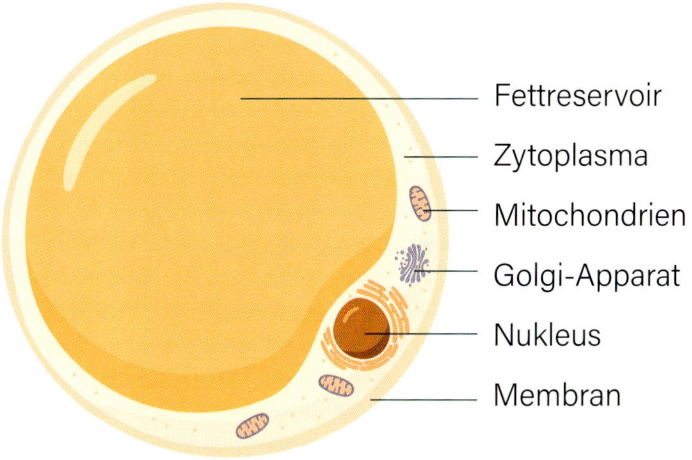

Fettreservoir
Zytoplasma
Mitochondrien
Golgi-Apparat
Nukleus
Membran

Kapitel 4

Eine Lektion zur Rolle der Genetik

Es gibt viele Wissenschaftsfelder, in denen sich die Wissenschaftler wortwörtlich fetzen, dazu zählt leider auch die Ursache von Übergewicht. Nur in einem Punkt sind sich die Wissenschaftler einig: Übergewicht entsteht durch ein Zusammenspiel aus vielen ungünstigen Faktoren. Es gibt Faktoren, die wir selbst in die Hand nehmen können, wie die Ernährung, wie viel Stress wir uns aussetzen oder welchen Lebensstil wir auswählen, und dann gibt es noch solche, die wir leider nicht beeinflussen können und dazu zählt leider die Genetik. Das ist zumindest das, was fast überall steht. Allerdings muss man hierbei etwas genauer hinschauen. Was vielen nicht bewusst ist, ist die Tatsache, dass sie ihre Gene ebenfalls, in gewissem Maße, beeinflussen, und zwar durch die zuvor genannten Faktoren: Durch die Ernährung, den Lebensstil, den Stress oder die Bewegung. Natürlich sind die Gene bereits vor der Geburt festgelegt, aber manche Gene können erst dann zum Vorschein kommen, wenn man ihnen schon alles so vorbereitet, dass sie sich dadurch erst richtig wohl fühlen. Und genauso verhält es sich mit Übergewicht. Hast du schon mal gesehen, was passiert, wenn man Flohsamenschalen in Wasser auflöst? Trocken sehen Flohsamenschalen nicht spektakulär aus. Schüttet man aber erstmal Wasser dazu, dann entsteht eine glibberige Masse, die sich immer mehr mit Wasser vollsaugt. So ungefähr kann man es sich bei die Ich-fördere-das-Wachstum-der-Fettzellen-Gene vorstellen. Tatsache ist aber auch, und das soll an dieser Stelle auch nochmal betont werden, dass das nicht für alle Gene gilt und es natürlich genauso Gene gibt, die man nicht beeinflussen kann. Aber wie viel Prozent macht die Genetik beziehungsweise Veranlagung am Ende dann wirklich noch aus?

Ist die Anzahl der Fettzellen genetisch festgelegt?

Wissenschaftler gehen davon aus, dass die Anzahl der Fettzellen genetisch festgelegt ist. Fakt ist, dass Übergewichtige ungefähr die gleiche Anzahl an Fettzellen wie Normalgewichtige besitzen. Das konnten Wissenschaftler rausfinden, als sie die Zahl der Fettzellen bei stark übergewichtigen Personen vor und nach einer Gewichtsabnahme gemessen haben. Die Zahl der Fettzellen blieb nämlich gleich. Das heißt, dass zumindest bei der Anzahl der Fettzellen keine genetische Disposition, also erblich bedingt Anfälligkeit, vorliegt. Daher wird angenommen, dass die Fetteinlagerung durch eine Vergrößerung der Fettzellen möglich wird. Nur sehr selten findet eine Fettzell-Vermehrung statt und meistens nur, wenn Menschen stark übergewichtig sind, also adipös, und das bereits im Kindesalter, wenn der Körper noch wächst. Die Crux dabei, wie bereits erwähnt: Einmal entstandene Fettzellen bleiben – trotz Gewichtsverlust – und variieren nur in ihrer Größe.

Info

Ungefähr zehn Prozent der Fettzellen werden jährlich, unabhängig vom Gewicht, erneuert.

Übergewicht beginnt im Mutterleib

Da besonders das Gewicht in unserer Kindheit eine große Rolle bei der Entstehung von Übergewicht spielt, stellt sich die Frage, ob bereits die Ernährung unserer Mütter während der Schwangerschaft einen Einfluss auf das spätere Gewicht hat. Die Antwort ist ja. Zumindest ist das der Stand der derzeitigen Forschung und eigentlich auch ziemlich logisch. Während aus einem kleinen Zellhaufen innerhalb von zehn Monaten ein kleiner Mensch heranwächst, benötigt es nämlich eine Menge an Energie, Vitaminen und Mineralstoffen. Diese bekommen wir von unserer Mutter über die Nabelschnur. Mangelt es an einem dieser Stoffe oder gibt es zu viel von einem dieser Stoffe, dann kann das schwerwiegende Folgen haben. Ein Beispiel dafür ist die Entstehung eines Neuralrohrdefekts bei einem Folsäure-Mangel der Mutter. Wenn diese Kinder zu Welt kommen, dann haben sie so gut wie keine Chance zu überleben, da sie mit einem offenen Rücken zur Welt kommen. Auch ein zu hoher Vitamin-A-Status der Mutter kann zu schwerwiegenden Missbildungen beim Kind führen. Deshalb dürfen

Schwangere Frauen auch keine Vitamin-A-reichen Lebensmittel wie beispielweise Leber zu sich nehmen. Ebenso kann es sich mit zu viel Energie verhalten.
In den letzten Jahren hat die Rate der sogenannten fetalen Makrosomie, Kinder mit einem Geburtsgewicht über 4000 Gramm, drastisch zugenommen. Dicke Frauen bekommen dicke Kinder und das Problem bleibt meist lebenslang erhalten. Um heraufzufinden, woran das liegt, hat man Studien begonnen, die den Einfluss des Ernährungs- beziehungsweise Gewichtsstatus der Mütter auf ihre ungeborenen Babys untersuchen. Die Ergebnisse zeigen, dass das Übergewicht von Frauen während der Schwangerschaft einen sehr großen Einfluss auf das Geburtsgewicht der Kinder hat und damit die Gesundheit und das spätere Gewicht der Kinder bereits stark beeinträchtigt werden können. Darüber hinaus fand man heraus, dass die Kinder von Frauen, die vor und während der Schwangerschaft übergewichtig waren und dazu noch einen Schwangerschaftsdiabetes entwickelten, mit 16 Jahren häufig selbst an starkem Übergewicht litten. Daneben waren die Kinder der Mütter, die vor der Schwangerschaft normalgewichtig waren, deutlich seltener übergewichtig. Es ist also eine Tatsache, dass Kinder mit einer Makrosomie und Kinder von bereits vor der Schwangerschaft übergewichtigen Frauen ein deutlich höheres Risiko für Übergewicht haben und damit bereits im Mutterleib die Weichen dafür gelegt werden.

Das FTO-Gen

Der Mensch hat im Vergleich zu anderen Säugetieren eine sehr hohe Stoffwechselaktivität, gleichzeitig aber auch den höchsten Fettanteil aller Säugetiere. Das war nötig, weil es in der Steinzeit noch keinen Kühlschrank gab. Nicht jedes Organ verbraucht die gleiche Menge an Energie. Es gibt daher Organe, die etwas aktiver sind und viel Energie brauchen und solche die fast einschlafen und entsprechend wenig Energie benötigen.
Das wohl faulste Organ ist unser Fettgewebe. Und dass der Mensch unter den Säugetieren den höchsten Anteil an Fettgewebe besitzt, könnte so einiges erklären. 2007 entdeckte eine Gruppe von Wissenschaftlern eine Gen-Variante, die bei Menschen mit starkem Übergewicht (Adipositas) besonders stark

ausgeprägt war. Dieses Gen nennt sich FTO-Gen (fat mass and obesity associated), ist ein Abschnitt auf dem 16. Chromosom und führt zu einer Stoffwechselveränderung in den Fettzellen. Wir Menschen besitzen drei verschiedene Arten von Fettzellen: Braune, weiße und beige.

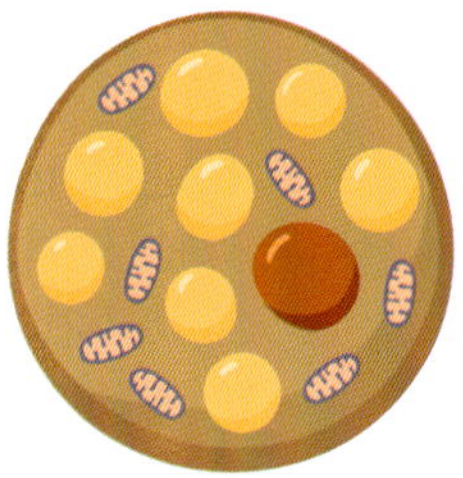

Braune Fettzelle

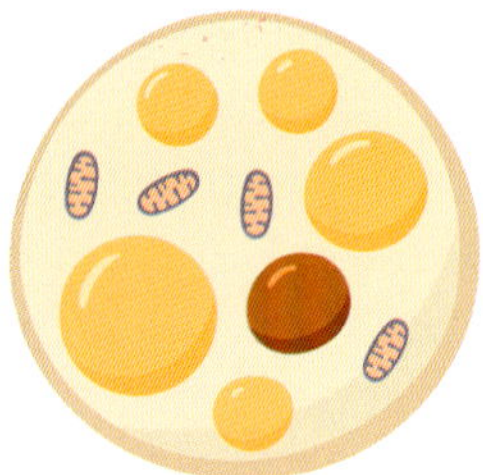

Beige Fettzelle

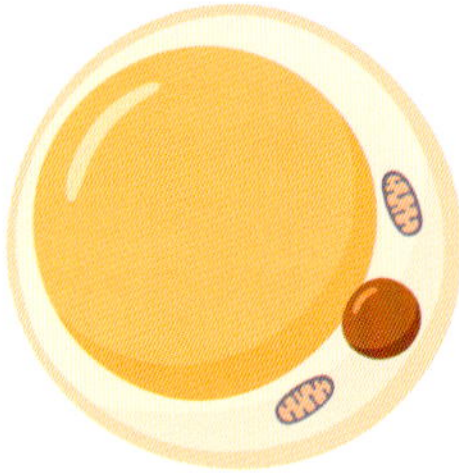

Weiße Fettzelle

Die Braunen sind in der Lage Wärme zu erzeugen, sind sehr stoffwechselaktiv und verbrennen viel Fett. Leider haben Erwachsene davon nur wenige. Die weißen Fettzellen sind das komplette Gegenteil. Sie speichern viel Fett und betreiben kaum Stoffwechsel. Es sind die Zellen, in denen die Lipolyse (Fettauflösung) stattfinden kann und von denen Erwachsene häufig viel zu viel haben. Die dritte Zellart, die beigen Fettzellen, können beides. Speichern und Verbrennen. Eigentlich. Denn 2015 fand eine Forschergruppe heraus, dass bei Menschen, die das FTO-Gen tragen, genau diese Zellen nur noch Fett speichern.
Eine einzelne Mutation im FTO-Gen führt also dazu, dass die Menschen immer dicker werden? Nein! Der Haken an der Sache ist, dass die Wissenschaftler gleichzeitig herausfanden, dass die FTO-Gen-Variante nicht der einzige Auslöser ist und es noch viele andere Faktoren gibt, die Übergewicht begünstigen.
Insgesamt hat man bis heute über 100 Gen-Varianten identifiziert, die dafür verantwortlich gemacht werden, dass die Menschen immer dicker werden. Was die Wissenschaftler in diesem Zusammenhang auch immer wieder betonen ist, dass die Genetik allein nicht für Übergewicht verantwortlich ist. Nur fünf Prozent aller Fälle sind bei starkem Übergewicht (Fettsucht = Adipositas) allein auf die Genetik zurückzuführen. Das Leipziger Wissenschaftsteam rund um Professor Peter Kovacs ist gerade dabei einen Risiko-Score zu

entwickeln, der die Gene analysiert und bewertet, wie hoch das Risiko ist an starkem Übergewicht zu erkranken. So könnte man in Zukunft den Menschen, deren Gene schuld sind, frühzeitiger helfen.

Info

Erst kürzlich erschien eine Studie, die über die Entdekkung einer Genmutation berichtete, die mit niedrigerem BMI und niedrigerem Körpergewicht verbunden war. Wie die Genvariante mit dem Namen GPR75 genau funktioniert, ist jedoch noch nicht geklärt. Zumindest könnte die Genvariante aufgrund ihres Wirkortes einen Einfluss auf das Sättigungsgefühl haben. Insgesamt entdeckten die Wissenschaftler in dieser sehr großen Studie 16 Genmutationen. Die meisten waren mit einer Gewichtszunahme verbunden.

Birne oder Apfel?

Auch die Körperfettverteilung scheint genetisch festgelegt zu sein. Wissenschaftler haben mittlerweile mehrere Genabschnitte identifiziert, die einen Einfluss auf die Körperfettverteilung im Körper haben. Besonders bei Frauen scheinen die Gene bei der Körperfettverteilung eine wichtige Rolle zu übernehmen.
Unsere Körperform lässt sich in unterschiedliche Typen aufteilen: Es gibt den Birnen-Typ (glutcofemoral), den Apfel-Typ (abdominal), den Sanduhr-Typ und den Kasten-Typ, nur um die am weitesten verbreiteten zu nennen. Wer sich darunter nichts vorstellen kann – das sind die verschiedenen Körperformtypen.
Die am meisten verbreiteten Körperformtypen sind jedoch der Apfel-Typ und der Birnen-Typ. Der Apfel-Typ zeichnet sich durch einen Bierbauch und schlanke Beine aus, während sich der Birnen-Typ eher einen schlanken Oberkörper, dafür aber viel Hüfte, Beine und Po hat. Wer gesundheitlich mehr Probleme bekommen könnte, ist der Apfel-Typ mit seinem Bierbauch. Ein Bierbauch ist leider nichts mehr als viszerales Bauchfett und in den Studien zur Genetik war dieser Körperfettverteilungs-Typ häufig mit einem hohen Blutdruck und schlechten Blutfettwerten verbunden. Viszerales Bauchfett ist

Fett, das sich um die Organe lagert, aber anstelle sie zu schützen, Hormone und entzündungsfördernde Stoffe produziert und krankmachen kann. Auch wenn viele Birnen-Typen ihren dicken Po nicht mögen, ist dieser Körperformtyp der »gesündere«.

Vor allem Männer mit Bierbauch nehmen deutlich schneller ab als viele Frauen und können dementsprechend auch ihren Bauch leichter verlieren. Frauen, die typischerweise eher die Birnenform aufweisen, nehmen hingegen schwerer ab und können auch ihre Körperform nur mühsam verändern. Das Fett an Oberschenkeln, Hüften und Po verschwindet bei Frauen daher oftmals nicht in einem Umfang, der zur völligen Figuränderung führt – sie können aber ihre Körperform durch Bewegung und Diät optimieren. Frauen verlieren oft zu Beginn einer Ernährungsumstellung insbesondere subkutanes Fettgewebe – also das Fett direkt unter der Haut. Und das sieht man besonders im Gesicht.

Es ist übrigens praktisch unmöglich zielgerichtet Fett zu verlieren, also nur an den Oberschenkeln oder nur am Bauch. Niemand kann an bestimmten Stellen abnehmen. Das gibt es nicht. Und Situps führen auch nicht zur Fettabnahme am Bauch oder zum Sichtbarwerden eines Sixpacks. All das funktioniert nur in unserer Fantasie. Wer Fett beispielsweise an den Oberschenkeln abbauen möchte, braucht ein langfristiges Programm über Monate und Jahre mit Bewegung und Ernährungsumstellung. Optimal ergänzt wird das Bewegungs- und Ernährungsprogramm durch gezielte Entspannung. Stress erhöht den Cortisonspiegel. Wer durch Yoga oder Autogenes Training für Entspannung sorgt, nimmt leichter ab und hat weniger Hunger und Probleme.

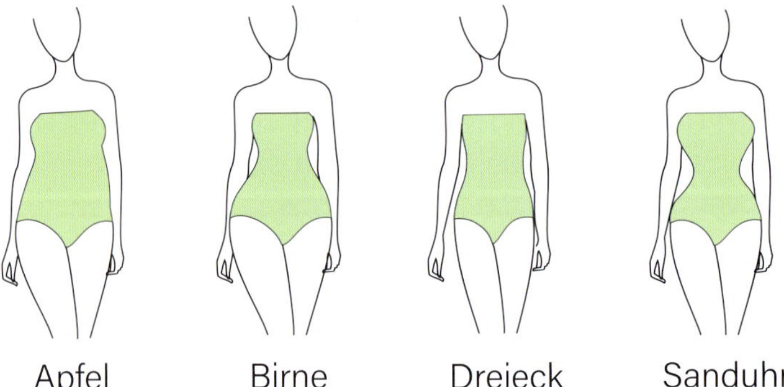

Ein Resümee zur Rolle der Genetik in unserem Stoffwechsel

1. Egal, ob dick oder dünn. In der Regel haben wir alle eine annähernd gleiche Anzahl an Fettzellen. Bei dem einen sind sie nur voller als beim anderen.

2. Schon unsere Mütter haben Einfluss darauf, wie sich unser Stoffwechsel mal entwickelt. Dicke Mamas bekommen öfter dicke Kinder.

3. Die FTO-Gen-Mutation ist ein Fiesling und kann den Stoffwechsel ausbremsen. Aber diese Mutation ist nicht allein verantwortlich für Übergewicht.

4. Es gibt über einhundert Gene, die unseren Stoffwechsel beeinflussen.

5. Unsere Körperform ist genetisch festgelegt, wobei bei Frauen die Genetik eine größere Rolle spielt als bei Männern.

6. Die Stoffwechselleistung der Männer ist allein aufgrund ihres höheren Muskelanteils größer. Grund ist das Ypsilon-Chromosom und der höhere Testosteronspiegel, die Männer haben.

7. Wir können uns nicht auf unseren Genen ausruhen und müssen selbst einen Beitrag leisten, damit sich die bösen Gene gar nicht erst in ein gemachtes Bett legen können.

Kapitel 5

Wie Darmbakterien schlank machen

Alle Welt spricht von der Darmflora. Sie ist für unsere Abwehrkräfte verantwortlich, kann den Darm gesund- oder krankmachen und Krebskrankheiten vorbeugen. Sogar gegen Depressionen kann eine gute Darmflora wirken. Wissenschaftliche Studien sprechen dafür, dass der Darm und seine Flora auch viel mit der Entstehung von Übergewicht zu tun hat. Wer täglich ausreichende Mengen bestimmte Milchsäurebakterien aufnimmt, stellt seine Darmflora um und das wirkt gegen eine Gewichtszunahme und kann sogar das Abnehmen erleichtern.
Der Mensch ist eine Wohngemeinschaft für Mikroben: Unser gesamter Organismus ist eine einzigartige Symbiose, also Zusammenarbeit zwischen Wirt (Mensch) und Bewohnern (Dickdarmbakterien), eine funktionierende Lebensgemeinschaft mit gegenseitigem Nutzen und Einfluss auf so gut wie jede Facette unseres Lebens. Wir bieten den Bakterien des Darms Kost und Logis – sie wachen dafür über unser Leben und unsere Gesundheit. Denn ob gesund oder krank oder dick oder dünn, gut gelaunt oder depressiv und sogar mutig oder ängstlich – die Bakterien in der Darmflora sind einer der größten Schlüsselfaktoren. Und sie sind unsere Lebensretter – und das gleich mehrmals täglich. Denn unsere Bakterien-Mitbewohner halten Krebszellen im Zaum, killen Viren und kämpfen tagtäglich gegen schädliche Bakterien auf »Leben und Tod«.

Von guten und schlechten Kostverwertern

Selbst in der einsamsten Nacht oder in der dunkelsten Küche ... Allein essen wir niemals, denn unsere Billionen Mikroorganismen, die im Darm leben, sind stets mit dabei. Diese Mikroben (insbesondere Bakterien) teilen sich den Menschen als Lebensraum, wie alle anderen Lebewesen es in ihrem jeweiligen Ökosystem auch tun: Sie konkurrieren um Platz und um Nahrung, kooperieren aber auch, um Futterquellen zu erschließen und ihre Bedürfnisse zu befriedigen. Sie stehen unter dem Einfluss

ihrer Umwelt und geraten auch unter Stress, wenn das ökologische Gleichgewicht gestört wird – etwa durch schlechte Ernährung oder starke Arzneimittel.
Quer durch die gesamte Menschheitsgeschichte hindurch waren die Bakterien bei uns, ohne die wir es nicht bis heute geschafft hätten. Sie sind überall und das ist auch gut so. Auf der Haut und im Darm. Trotz der anfänglichen unermesslichen Widrigkeiten, halfen sie uns zu überleben, indem sie jeweils genau die Truppe an die erste Verdauungsfront schickten, die dafür am besten ausgestattet war. In diesen kargen Zeiten, vor einigen Millionen Jahren, waren die Tische der Frühmenschen alles andere als reich gedeckt. Essen, so wie wir es heute kennen, war nicht vorhanden. Die ersten Menschen mussten stattdessen in einer feindlichen Umwelt die größte Zeit des Tages umherstreifen, um ein paar Halme Hafer, einige Beeren, Insekten, Früchte oder Nüsse zu ergattern. Vielleicht auch mal einen Apfel oder einen Fisch. Die Nahrungsdichte war sehr bescheiden und musste, um zum Überleben zu reichen, bis aufs letzte Fitzelchen verwertet, also verdaut werden können. Nur dann konnte sie auch in den Körper aufgenommen werden und als Energie zur Verfügung stehen. Der Mensch hat für diese harte Arbeit eine fleißige Bakterien-Fraktion im Darm, die Firmicutes-Bakterien. Sie arbeiten perfekt auf der Baustelle der komplexen (zusammengesetzten) Kohlenhydrate – und das nicht genug, sie trauen sich auch an die sonst für den Menschen unverdaulichen Ballaststoffe heran und holen alles raus, was diese an Energie hergeben. Am Ende holen sie vor allem viele Kohlenhydrate und Fettsäuren raus – Energie pur! Diese Bakterien schaffen es also, aus Ballaststoffen Fettsäuren zu machen und diese Fettsäuren nehmen wir dann auf. Auch heute noch.

Wie viel Genetik steckt im Darm?

Die neuen und die alten Gesetze der (Epi-)Genetik lehren uns, dass das Mikrobiom zum größten Teil familiär weitergegeben wird. Über die Geburt, über die unmittelbaren Umweltbedingungen innerhalb der Familiengemeinschaft, aber auch im weiteren Maße durch das soziale Umfeld, in dem man sich vorwiegend aufhält. Dieses umschreibt und bildet das Stamm-Mikrobiom. Das variable Mikrobiom dagegen sorgt für Modifikationsbreite. Ob von Geburt an dick oder dünn, mit dieser Hypothek müssen wir erst einmal leben. Allerdings ist es schon längst kein unveränderbares Schicksal mehr. Etliche Forscher haben nämlich in den letzten Jahren das Mikrobiom von schlanken und übergewichtigen Menschen verglichen und fanden deutliche Unterschiede in deren Zusammensetzung.

Firmicutes – Das Hamster-Bakterium

Die Darmflora ist neben der genetischen Ausstattung, Stoffwechselproblemen und Bewegungsmangel ein großer Stolperstein am Weg zum Wunschgewicht. Neueste wissenschaftliche Studien belegen allerdings auch, dass bei übergewichtigen Menschen bestimmte Ur-Bakterien im Dickdarm häufiger vorkommen als bei Normalgewichtigen. Wie Du bereits eben erfahren hast, verhalten sich Firmicutes-Bakterien im Darm, als müssten sie sich wie in Kriegszeiten gegen die Hungersnot schützen und für schlechte Zeiten Fett im Körper bunkern. Diese »Abnehmbremsen« holen aus dem Essen jede einzelne Kalorie heraus und können sogar unverdauliche Ballaststoffe zu verwertbaren Kalorien abbauen. Und was besonders schlimm ist – sie sind für den Jo-Jo Effekt mitverantwortlich. Wenn Sie tagelang gehungert haben, dann haben sich diese Firmicutes-Bakterien dem angepasst und auf »Sparmodus« geschaltet. Kaum aber bekommen sie wieder normales Essen serviert, holen sie aus diesem heraus, was nur möglich ist, und das landet sofort in den Fettzellen.

Info

Das Verhältnis der Bakteriengruppen Firmicutes und Bacteroidetes steht in direkter Korrelation zum Körpergewicht eines Menschen. Schlanke Menschen haben bis zu neunzig Prozent Bacteroidetes, mindestens ein Verhältnis von 1:1, maximal von 1:2.

Bei dicken Menschen liegt der Anteil an Firmicutes weit höher, als bei schlanken Menschen. Da wurden Werte von 1:2000 gemessen. Das heißt, dass kaum Bacteroidetes vorhanden waren. Sowohl bei Tieren, als auch beim Menschen verändert sich das

Verhältnis von Firmicutes zu Bacteroidetes mit zunehmendem Gewicht. Der Schlüssel zu diesem Phänomen liegt in der speziellen Verstoffwechslungstechnik der Firmicutes Bakterien, die aus unverdaulichen Ballaststoffen kurzkettige Kohlenhydrate, wie Zucker, produzieren, und diese unserem Organismus zusätzlich zu unserer Nahrung zur Verfügung stellen. Das heißt, wenn die Firmicutes Bakterien im Darm das Sagen haben, bekommen wir selbst bei einer Low- oder sogar No-Carb-Ernährung immer noch eine ganze Menge Kohlenhydrate aus dem Darm ab. So wird dann jedes Salatblatt und all die anderen ballaststoffangereicherten Lebensmittel zu einem ungeliebten Schwimmreifen um die Hüften, einem dicken Bauch oder ebensolchen Schenkeln. Die effektive Arbeitsweise der Firmicutes konnte auch nachgewiesen werden. So enthält ein aus Firmicutes-reicher Umgebung extrahierter Kot tatsächlich weniger Kalorien als Exkremente aus einer Bacteroidetes-reichen Darmflora. Firmicutes macht dick und Bacteroides hält schlank und/oder hilft beim Abnehmen. Und Firmicutes sorgen auch noch dafür, dass der Stuhlgang lange in uns bleibt.

Info

Wenn dein Darm Tage braucht, um eine Mahlzeit loszuwerden und wenn der Stuhl dann richtig faulig riecht, dann hast du vermutlich die wirklich aggressiven »Firmicutes Dickmacherbakterien« im Darm, die bisher jede Schlankheitskur zum Scheitern verurteilt hat. Und deshalb musst du genau diese nachhaltig aus dem Darm verdrängen – um dich wieder gesund und aktiv zu fühlen.

Die Schlankmacher unter den Darmbakterien

Zwei Bakterienarten machen genau das Gegenteil von dem, was die Dickmacherbakterien tun. Diese haben sich über die Jahrtausende unserem »neuzeitlichen« Essverhalten angepasst und erkannt, dass täglich genug oder sogar zu viel Nahrung dem Körper zugeführt wird und die daher die »leeren« Kohlenhydrate isolieren und ungebraucht aus dem Körper abtransportieren können. Es sind die Bacteroidetes und die Akkermansien. Bacteroidetes-Bakterien verkapseln sozusagen nicht benötigte Kohlenhydrate direkt im Dickdarm, sodass der ›Überschuss‹ mit dem Stuhl abtransportiert werden kann.

Info

Am besten können diese ganz speziellen Milchsäurebakterien mit medizinisch relevanten Probiotika aus der Apotheke wie beispielsweise Omnibiotic Metabolic zugeführt werden. Und das natürlich in ausreichender Menge und langfristig über Jahre. Sonst breiten sich rasch wieder die dickmachenden Bakterien aus!

Die Bacteroidetes sind echte Kalorienkiller. Studien haben gezeigt, dass bei einer Bacteroidetes-Vormacht rund zehn Prozent der gegessenen Kalorien einfach wieder über den Stuhl ausgeschieden werden. Und sie haben noch einen Vorteil für die Figur: Sie bilden bei der Verstoffwechselung Substanzen, die die Fettspeicherung hemmen und darüber hinaus auch noch schneller satt machen. Wenn diese Bakterien die Überzahl im Darm haben, werden wir zu richtig schlechten Futterverwertern und das macht schlank.

Auch die Akkermansia muciniphila können ihren Wirt rank und schlank erhalten oder machen. Die Akkermansia muciniphila sind zuständig für die Schleimschicht in unserem Darm, auch Mucus genannt. Sie fressen alten Schleim auf und sorgen so dafür, dass die Becherzellen des Darms immer wieder neuen, besonders zähen Schleim produzieren. Dem Stoffwechselforscher Patrice Cani von der Katholischen Universität im belgischen Louvain ist im Tierversuch gelungen durch die Vermehrung von Akkermansia-Bakterien an Diabetes mellitus erkrankte Mäuse zu heilen. Durch den von diesen Bakterien neu gebildeten zähflüssigen Schleim konnte schnellverdaulicher Zucker nicht mehr so rasch aufgenommen werden, was zu Gewichtsabnahme führt und die Blutzuckerwerte verbessert. Allerdings können derzeit weder Bacteroidetes-Bakterien noch Akkermansien für uns so gezüchtet werden, dass wir sie einfach täglich einnehmen könnten. Sie sind strikt anaerob, würden also unter Sauerstoff absterben und können daher nur im

Labor gezüchtet und untersucht werden. Außerdem ist es noch nicht sicher, ob diese Ergebnisse auch auf den Menschen übertragbar sind.

Präbiotika — die beste Nahrung für das Mikrobiom

Die Anwendung von ganz spezifischen Präbiotika, also Stoffen, die das Futter der Darmbakterien bilden, kann zudem die Vermehrung der gewünschten Bakterienarten fördern. Schlechte Bakterien können Präbiotika nicht verwerten und daraus auch nichts (Schädliches) herstellen. Die guten Bakterien hingegen lieben Ballaststoffe und werden dadurch immer kräftiger und vor allem immer mehr. Allerdings essen die meisten von uns essen zu wenige Präbiotika.

Info

Zu den leckersten Präbioktika zählen unter anderem Chicorée, Zwiebeln, Knoblauch, Spargel und Schwarzwurzeln, die vor allem Inulin oder auch Fructooligosaccharide liefern. Chicorée ist auch noch leicht bitter. Da der bittere Geschmack die Sättigung fördert, helfen Bitterstoffe ebenfalls beim Abnehmen. Außerdem besitzen wir Bitterrezeptoren im Darmtrakt, die ein zusätzliches Sättigungssignal vom Magen-Darm-Trakt an das Gehirn senden.

Interessant ist, dass allerdings nicht alle Bakterien dieselben präbiotischen Köstlichkeiten bevorzugen. Bacteroidetes lieben Pektin! Pektin ist ein Präbiotikum, das in den Schalen von Äpfeln oder Zitronen vorkommt und gleich mehrfach optimal für eine Darm-Diät geeignet ist. Einerseits quillt Pektin im Magen auf und fördert somit das Sättigungsgefühl, andererseits führt das natürlich auch dazu, dass aufgrund der großen Masse die Darmmotilität angeregt wird und somit die Nahrung nicht lange im Dickdarm bereitsteht und Firmicutes leer ausgeht. Zum dritten ist es ein absolut nachhaltiger Vorteil: Steht den Bacteroidetes-Bakterien nämlich ausreichend Pektin zur Verfügung, so vermehren sie sich und siedeln sich nachhaltig in unserem Körper an.

Teste deine Darmgesundheit

Nimm dir nun ein wenig Zeit, um in Ruhe die Checkliste auszufüllen. Wenn du ein oder mehrere Male mit »Ja« geantwortet hast, bist du ein Kandidat für unsere keimsanierende Diät mit speziellen Probiotika, Oligofruktose und Pektin. Ist mein Mikrobiom gesund oder macht es mich dick?

◊ Anzeichen von Verdauungsstörungen, die länger als drei Monate unverändert bestehen und ärztlich ohne Befund sind: Völlegefühl, Blähungen, Verstopfung, Durchfälle, mangelnder Appetit. Aber auch schon dann, wenn du deinen Bauch ständig »spüren« und mit seiner Arbeit unzufrieden bist.

◊ Unerklärliche Gewichtsschwankungen, egal, ob nach oben oder nach unten.

◊ Unverträglichkeiten, Allergien, immer wiederkehrenden Infektionen, Antriebs- und Kraftlosigkeit.

◊ Frühzeitiges Ergrauen der Haare durch unzureichende Farbpigmentbildung und Wachstumsstörungen bei Haut und Nägeln.

◊ Schädigung des Mikrobioms durch Antibiotika, die Pille, Kortison oder andere Medikamente: Frag einen Arzt!

◊ Du hast bereits alle Diäten ausprobiert und immer noch nicht dauerhaft abgenommen, stattdessen hat dich der Jo-Jo-Effekt voll erwischt.

◊ Du wurdest in eine Familie hineingeboren, in der immer schon alle Mitglieder in der einen oder anderen Form übergewichtig waren. Du kannst dich nich so gesund ernähren, du nimmst einfach nicht ab!

◊ Du warst ursprünglich mal schlank, hast irgendwann deine Ernährung umgestellt und nimmst, obwohl du sehr bewusst isst, nicht ab, sondern dauernd zu.

◊ Du bist oft müde, schlapp und antriebslos.

Kapitel 6

Schwer zu glauben, aber wahr!

Jeder zweite Mann und jede zweite Frau in Deutschland sind übergewichtig.

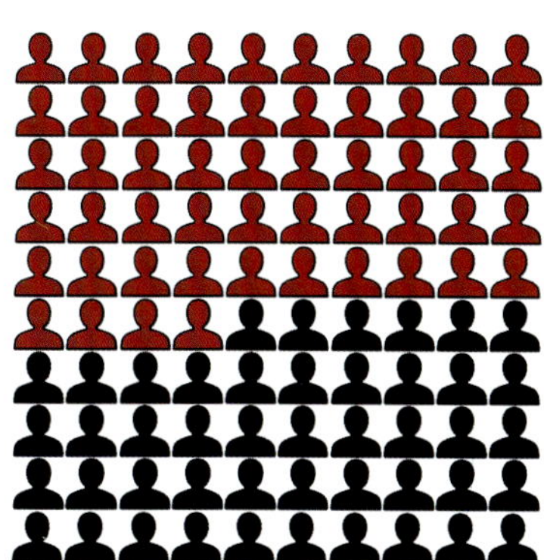

54 Prozent aller Erwachsenen in Deutschland sind übergewichtig. (nach dem »Journal of Health Monitoring« des RKI von 2017)

Ein Viertel der Erwachsenen (23 Prozent der Männer und 24 Prozent der Frauen) sind sogar fettleibig (adipös). Aktuelle Studien zeigen zudem, dass es immer schlimmer wird. Gerade die Corona-Pandemie hat uns noch dicker gemacht: Rund 5,5 bis 5,6 Kilogramm durchschnittliche Gewichtszunahme ermittelte das Marktforschungsinstitut Forsa im Rahmen einer Studie bei Befragten, die in der Corona-Pandemie zugenommen haben. Nur 48 Prozent der Befragten gaben an, in der Corona-Pandemie ihr Gewicht gehalten zu haben. Demzufolge hat alleine in den letzten zwei Jahren jeder zweite Mensch in Deutschland zugenommen. Errechnet man daraus den Gesamtdurchschnitt, für die Bevölkerung so ergibt sich eine Zunahme von knapp 1,5 Kilo. Die Gründe für die Gewichtszunahme bei vielen ist einfach zu ergründen. Wir waren mehr inaktiv und zuhause, Fitnessstudios und Sportvereine waren zu und gleichzeitig haben viele deutlich mehr kalorienreiche Lebensmittel gegessen. Insgesamt muss man also feststellen, dass das Normalgewicht hierzulade längst nicht mehr das eigentliche Normalgewicht ist, weil nur noch die Minderheit ein normales Gewicht hat. Stattdessen ist Übergewicht inzwischen ein Normalzustand und das ist logischerweise nicht richtig. Dass es laut Mikrozensus immer mehr Übergewichtige und Adipöse in Deutschland gibt, zeigt, dass die Maßnahmen zur Gewichtsabnahme bislang kaum etwas bringen. Das muss sich ändern!

Ob man nun zehn Kilogramm abnehmen möchte, um gesünder zu werden, 23 Kilogramm vor einer Operation »runter müssen« oder nur noch 1,5 Kilogramm für die Strandfigur fehlen, fast alle Menschen haben – die einen mehr, die anderen weniger – zu viel Gewicht oder sind mit ihrer Figur unzufrieden. Es ist kaum jemand mit seinem Gewicht zufrieden. Denn auch viele Schlanke möchten noch besser aussehen, möchten festeres Gewebe, Muskeln aufbauen und Fett abbauen. Andere möchten einfach wieder in die enge Jeans passen, in der Badehose gut aussehen oder eine perfekten Waschbrettbauch mit deutlich wahrnehmbarem Sixpack haben. Es gibt viele, die mit ihrer Figur unzufrieden sind oder sogar abnehmen sollten oder gar müssen. Vielen fällt das Abnehmen einerseits aufgrund ihrer Gene und ihrem Stoffwechsel schwer. Andererseits aufgrund ihres Lebensstils, über den wir bislang viel zu wenig gesprochen haben.

Fettzellen tun bereits alles, um nicht kleiner zu werden. Allerdings werden diese durch unseren Lebensstil gefördert, was es natürlich zu vermeiden gilt. Die Evolution des Menschen war von Hunger sowie Bewegung und nicht von Überfluss und Bewegungsmangel geprägt. Daher ist das Ziel des Körpers bei fast allen: Zunehmen und nicht abnehmen. Unser Leben in der Wohlstandsgesellschaft ist daher ziemlich problematisch. Wir haben für alles Maschinen und Bewegung kommt bei fast allen zu kurz. Das macht die Entstehung von Übergewicht wahrscheinlicher. Zudem leben wir ständig unter Druck und Stress. Das fördert die Ausschüttung von Stresshormonen und diese machen uns zusätzlich dick. Wir haben ständig Appetit, den wir versehentlich als Hunger deuten, möchten ständig essen und greifen mit schlafwandlerischer Sicherheit ständig zu den falschen Lebensmitteln, die häufig viele Kalorien enthalten, aber nicht sattmachen oder gesund sind. Wir essen praktisch alle gerne, weil es schmeckt, weil wir Appetit haben und weil es aus sozialen Gründen halt so gemacht wird. Wir essen eine Bratwurst und direkt haben wir Appetit auf Süßes und wenn wir Süßes essen, haben wir Appetit auf Deftiges. Viel sinnvoller wäre es stattdessen, Süßes und Deftiges in einer Mahlzeit zu kombinieren. Das beugt nämlich Appetit vor.

Info

Wie viele Mahlzeiten brauchen wir überhaupt? Optimal sind drei sättigende Mahlzeiten in einem ausreichenden Abstand von mindestens vier bis fünf Stunden. Eine Mahlzeit muss sättigen, denn abnehmen kann nur, wer satt is(s)t.

Übergewicht ist eine Essstörung

Übergewicht und Adipositas sind genau wie Magersucht (Anorexia nervosa), Fress-Brech-Sucht (Bulimia nervosa) und Essanfälle (Binge eating disorder) Essstörungen!
Aber wie entsteht eigentlich Übergewicht? Die Antwort auf diese Frage ist ziemlich einfach: Sehr langsam. Langsam, aber stetig. Über Jahre und Jahrzehnte steigt das Gewicht. Erst kaum merklich und dann von Kleidergröße zu Kleidergröße. Erst sind es nur ein paar Gramm und nach zwanzig oder dreißig Jahren sind es zehn, zwanzig oder sogar noch mehr Kilogramm. Die Fettzellen werden immer voller. Mit dem Alter steigt das Körpergewicht außerdem noch natürlicherweise, weil die Muskulatur immer weniger wird.
Wer einmal zu dick ist, hat ein großes Problem, denn die Fettzellen schützen sich und der gesamte Stoffwechsel ist darauf abgestimmt, Abnehmen zu vermeiden und nach Beendigung einer Diät für eine Gewichtszunahme zu sorgen (Jo-Jo-Effekt). Unser Körper möchte nicht abnehmen und hat ein ganz anderes Schönheitsideal.

Die große Diät-Lüge

Seit Jahrzehnten gibt es Diäten und trotzdem gibt es immer mehr Übergewichtige und Adipöse. Woran liegt das? Einerseits ist kaum eine der vielen Diäten nachhaltig und lässt sich damit auch nicht lebenslang in den Alltag integrieren. Andererseits möchte unser Körper zunehmen und nicht abnehmen. Viele brechen Diäten ab, weil es frustrierend ist, da sie innerhalb von wenigen Tagen die Kilos verlieren möchten, die in Monaten, Jahren und Jahrzehnten zugenommen worden sind. Aber wie du bereits gelernt hast: Niemand baut nachhaltig viele Kilogramm in einer Woche oder über das Wochenende ab. Die Gene, unser Stoffwechsel und unsere Fettzellen sind nicht unsere Feinde, die wir besiegen müssen. Stattdessen müssen wir unsere genetische Ausstattung und unsere Fettzellen nachhaltig austricksen.

Info

Grundsätzlich kann aber natürlich jeder Mensch abnehmen. Der Autor dieses Buchs hat in seiner fast zehnjährigen Tätigkeit an der Universitätsklinik Aachen keinen einzigen Patienten erlebt, der nicht abnehmen konnte. Das gibt es nämlich nicht. Für den einen ist es aber mühsamer als für den anderen. Es ist genauso wie bei Fremdsprachen: Einer lernt schnell – der andere braucht länger.

Bye, Bye Waage

Viele von uns haben nur Augen für die Waage. Dabei ist die Waage blind. Sie kann nicht zwischen Fett, Wasser oder Muskeln im Körper unterscheiden. Deshalb solltest du dich in Zukunft nicht mehr von der Waage terrorisieren lassen und aufhören den Body-Mass-Index auszurechnen. Zu viel Fett am Körper kann jeder sehr einfach im Spiegel feststellen. Dafür braucht niemand eine Waage oder eine BMI-Tabelle. Die Fixierung auf den BMI oder die Waage führt stattdessen häufiger eher zu Frustration. Daher sollte jeder, der Abnehmen möchte, die Waage in den Keller bringen oder noch besser verschenken oder einfach wegschmeißen. Besser ist es, sich stattdessen kritisch anzuschauen und einfach mal nackt vor den Spiegel zu stellen. Es geht nicht darum, in kürzester Zeit und Kiloweise abzunehmen, sondern die Figur langfristig zu optimieren. Manche messen auch den Umfang vom Bauch. Aber eigentlich merkt man auch ohne Maßband, dass der Bauch oder die Schenkel irgendwann zu dick sind, wenn die vorher noch passende Hose oder Rock zwickt. Andersherum bemerkt auch jeder die Effektivität der Ernährungsumstellung und Muskelaktivierung, wenn die Hose oder der Rock wieder besser passt.

Kapitel 7

Die wichtigsten Fettkiller

Erstmal eine schlechte Nachricht: Unsere Gene werden sich nicht so schnell ändern und ob es jemals eine Möglichkeit geben wird, diese ärztlich durch Eingriffe zu beeinflussen, ist fraglich. Wir müssen unseren Stoffwechsel also anders verändern. Jetzt die positive Nachricht: Es gibt einige Maßnahmen im Bereich Ernährung sowie im Bereich Bewegung und Entspannung – denn Stress macht dick –, für die wir jedoch selbst aktiv werden müssen. Praktisch alle Menschen haben Hamstergene, die uns immer dicker machen und jeder Gewichtsabnahme im Weg stehen. Übergewicht nachhaltig abzubauen entspricht nicht unserer genetischen Ausstattung. Wir müssen daher rumtricksen, um nachhaltig abzunehmen.
Es gibt Lebensmittel, die unseren Stoffwechsel positiv beeinflussen können. Zu denen zählen auch einige Nutrazeutika. Aber was genau sind diese überhaupt? Nutrazeutika sind Lebensmittel, deren Inhaltsstoffe einen positiven Einfluss auf die Stoffwechselwege unseres Körpers haben. Damit sind sie noch lange keine Pharmazeutika, aber, wie der Name bereits andeutet, eine Mischung aus Nutrition (Engl. = Ernährung) und Pharmazeutikum (Arzneimittel). Sie wirken also auf unseren Stoffwechsel, nur viel schwächer als Medikamente. Um die Wirkung eines Nutrazeutikums zu verdeutlichen, werden manche Lebensmittel mit sogenannten Health Claims, also gesundheitsbezogenen Angaben, deklariert. Diese darf ein Lebensmittel allerdings erst dann tragen, wenn wissenschaftliche Studien auf eine Beziehung zwischen einem Lebensmittel beziehungsweise einem seiner Bestandteile und der Gesundheit hindeuten. Neben den Nutrazeutika gibt es auch noch funktionelle Lebensmittel, sogenannte functional foods. Im Gegensatz zu den Nutrazeutika werden diesen aber bestimmte gesundheitsfördernde Substanzen zugesetzt.
Da unser Stoffwechsel recht komplex ist, hat er auch entsprechend viele Angriffs- oder eher Eingriffspunkte. Die nehmen wir jetzt etwas genauer unter die Lupe. Zumindest ein paar, denn

wir können sicher sein, dass wir längst nicht alles über unseren Stoffwechsel und gesundheitsfördernde Substanzen wissen und es in Zukunft noch viele neue Entdeckungen geben wird. Aber das ist zumindest der Stand der Dinge und die wichtigsten Stoffe für einen funktionierenden Stoffwechsel.

Proteine (Eiweiße)

Proteine, auch genannt Eiweiße, können uns entscheidend beim Abnehmen und Bekämpfen des Jo-Jo-Effekts helfen und sind damit die Nummer Eins unter den Stoffen, die unseren Stoffwechsel positiv beeinflussen. Einerseits locken Proteine wenig Insulin aus der Bauchspeicheldrüse und benötigen im Stoffwechsel viel Energie. Andererseits machen sie uns vor allem satt. Das ist einer ihrer größten Vorteile und einer der Gründe, wieso sie immer Bestandteil einer Mahlzeit sein sollten. Wieso das so ist, das ist bis heute nicht zu hundert Prozent verstanden. Zunächst führen die aufgenommenen Proteine dazu, dass im Magen kleine Signalstoffe ausgeschüttet werden. Darunter ein Botenstoff Namens Glucagon-like-Peptid-1 (GLP-1). Dieser hat einen ziemlich großen Einfluss auf unser Sättigungsgefühl, weshalb man davon ausgeht, dass das einer der Gründe ist, wieso Menschen, die viel Protein essen, besser abnehmen. Studien haben gezeigt, dass Menschen, die 25 Prozent ihrer Energie aus Proteinen beziehen, nicht nur schneller satt werden und dadurch weniger essen, sondern auch länger ihr Gewicht halten konnten und besonders Bauchfett abnahmen. Dazu kommt, dass eine proteinreiche Ernährung zu einer besseren Körperzusammensetzung führte. Und jeder weiß mittlerweile, dass gerade Fitness-Junkies unheimlich auf eine hohe Proteinzufuhr achten. Muskeln werden aus Proteinen aufgebaut und wie wir wissen, verbrennen Muskeln viel Energie und erhöhen den täglichen Energiebedarf. Durch die Kombination aus Protein und Kohlenhydraten sowie Ballaststoffen kommt es zur nachhaltigen Sättigung, denn nachhaltig abnehmen kann nur, wer satt ist.
Was man ebenfalls weiß ist, dass Proteine während ihrer Verdauung und Verwertung mehr Energie verbrauchen als Kohlenhydrate und Fette. Während der Verdauung wird nämlich ein Teil der aufgenommenen Energie dazu verwendet, die gerade auf-

genommenen Nährstoffe zu verdauen. Bei Proteinen liegt dieser Anteil bei 30 Prozent, während dieser Anteil bei Kohlenhydraten nur 6 Prozent und bei Fett gerade mal 3 Prozent ausmacht. Daher kann man sagen, dass Proteine im Stoffwechsel zehn Mal so viel verbrennen wie Fette. Während dieser Verwertung wird Wärme frei. Und diese ist möglicherweise auch einer der Gründe, wieso wir schneller satt werden, wenn wir proteinreiche Mahlzeiten essen.
Aber was ist eine proteinreiche Mahlzeit? Als proteinreich werden Mahlzeiten mit einem Proteinanteil von mindestens 20 Prozent der gesamten, aufgenommenen Energie bezeichnet. In Deutschland empfiehlt man eine Aufnahme von mindestens 0,8 Gramm pro Kilogramm Körpergewicht und damit zwischen 57 und 67 Gramm Protein am Tag zu essen. Diese Empfehlung richtet sich allerdings nach einer Ernährung, bei der Proteine zehn bis 15 Prozent der Gesamtenergie pro Tag ausmachen. Um also eine proteinreiche Ernährung zu erreichen, muss man fast das doppelte an Protein aufnehmen. Fakt ist jedoch, dass eine zu hohe Proteinaufnahme auch gesundheitsschädigend sein kann. Allerdings stuft die EFSA, die europäische Behörde für Lebensmittelsicherheit, den Verzehr der doppelten Proteinmenge als unbedenklich ein. Nur mehr als 2 Gramm pro Kilogramm Körpergewicht sollten nicht überschritten werden, da ansonsten besonders die Nieren negativ beeinträchtigt werden können.
Bisher galt der Satz »Eine Kalorie ist eine Kalorie« – physikalisch mag das stimmen, aber im Körper stimmt es nicht. Kalorien aus Proteinen sind weniger »figurschädlich« als Kalorien aus Kohlenhydraten.

Info

Proteine machen nachhaltig satt, beugen dem Jo-Jo-Effekt vor und locken nur wenig Insulin aus der Bauchspeicheldrüse. Außerdem verbraucht die Verstoffwechselung von Proteinen viel Energie. Proteine helfen dadurch nachhaltig beim Abnehmen.

Proteinmodifziertes Fasten

Der Name Protein kommt von »proteios« für vorrangig oder protos für Erster. Und für Menschen, die übergewichtig sind oder nicht zunehmen möchte, sind Proteine wirklich von besonders großer Bedeutung. Seit Jahrzehnten wird wissenschaftlich und auch in der Öffentlichkeit über die richtige Ernährungsweise zur Reduktion des Körpergewichts intensiv gestritten. Mal soll die Ernährungsweise einfach nur kalorienarm sein, mal fettarm oder kohlenhydratarm. Wissenschaftlich ist der Wert von Proteinen bestens belegt und seit Jahrzehnten ist klar, dass Proteine eine wichtige Funktion in der Bekämpfung von Übergewicht haben. Der Muskelaufbau und der Muskelerhalt sind nur mit ausreichend Protein möglich. Das ist auch einer der Gründe, wieso sich Wissenschaftler in den siebziger Jahren des letzten Jahrhunderts weltweit mit dem sogenannten proteinmodifizierten Fasten beschäftigt haben. Dabei wird dem Körper eine minimale Kalorienzahl bei Deckung aller lebenswichtigen Nahrungsinhaltsstoffe und reichlich Proteinen zugeführt. Im Vergleich zu allen anderen Diäten ist proteinmodifiziertes Fasten wirkungsvoll. Mit sogenannten Diät-Shakes können normale Mahlzeiten ersetzt werden. Fast jeder kennt Slimfast oder Almased oder die BCM-Diät. Auch die Deutsche Adipositas Gesellschaft hat in ihren Leitlinien zur Vorbeugung und Behandlung von Übergewicht proteinmodifiziertes Fasten aufgenommen. Das Verfahren ist hocheffektiv und wird auch als Mealreplacement (Mahlzeitenersatz) bezeichnet. Wenn du alle Mahlzeiten durch entsprechende Produkte ersetzt, nimmst du deutlich an Gewicht ab, ohne dass du viele Muskeln abbaust. Langfristig funktioniert es aber besser und ist es auch gesünder, wenn du nur eine oder zwei Mahlzeiten ersetzt – vor allem, weil viele dieser Diäten unter dem Grundumsatz liegen, wodurch der Stoffwechsel auf Dauer einschläft.

Durch den relativen Proteinreichtum und die hohe biologische Wertigkeit (eine Maßzahl, die angibt, wie effizient ein Protein zur Bildung von körpereigenem Protein genutzt werden kann), funktioniert die Gewichtsabnahme mit dem Mahlzeitenersatz auch ohne Hunger, gesundheitliche Risiken oder dem Jo-Jo-Effekt. Die meisten Produkte enthalten alle Eiweißbausteine

(Aminosäuren) in ausgewogener Menge. Vor allem, wenn sie eine hohe Menge an spezifischen Aminosäuren, insbesondere Arginin, Leucin und Tryptophan enthalten, sind sie besonders effektiv. Diese gelangen schnell an ihren Zielort, die Muskeln, und führen zum Erhalt oder Aufbau von Muskeln. Das gelingt mit den üblichen Proteinmischungen der Nahrung nur unzureichend. Aktuelle Studien zeigen, dass die Eiweiße aus Erbsen (beispielsweise in Bionorm bodyline enthalten) besonders gut sind, um die Muskeln zu erhalten oder aufzubauen. Schon ab dem 25. Lebensjahr verlieren wir pro Jahr etwa ein Prozent der körpereigenen Proteine, ein Prozent der aktiven Muskelmasse und damit ein Prozent der gesamten Stoffwechselaktivität des Organismus. Das ist auch der Grund, warum wir von Jahr zu Jahr mehr zunehmen, Diäten schlechter funktionieren und im Alter eine Gewichtsabnahme immer komplizierter wird.

Omega-3-Fettsäuren

Fett gegen Fett? Das klingt erstmal verwirrend, aber tatsächlich sind Omega-3-Fettsäuren sehr wichtig für einen funktionierenden Stoffwechsel. Und da fast alle Menschen viel zu wenig Omega-3-Fettsäuren aufnehmen, stellen wir Ihnen diese jetzt vor. Unter Omega-3-Fettsäuren versteht man solche, die in der Mitte, besser gesagt an dritter Stelle, Doppelbindungen haben. Man zählt sie zu den ungesättigten Fettsäuren. Was das jetzt schon wieder bedeutet? Einfach gesagt: Ungesättigte Fettsäuren sind die Gesunden, Gesättigte Fettsäuren sind die Schlechten. Besonders gefährlich sind Transfettsäuren, die in Butter, Sahne, fettem Käse und Frittiertem vorkommen. Früher enthielt auch Margarine die gefährlichen Transfettsäuren. Heute ist das nicht mehr so.

Zu den Omega-3-Fettsäuren zählt man die Alpha-Linolensäure (ALA), die Eicosapentaensäure (EPA) sowie die Docosahexaensäure (DHA). Diese müssen wir aufnehmen, denn unser Körper ist nicht in der Lage, diese selbst herstellen. Da sie beim Abklingen von Entzündungsprozessen, bei der Immunabwehr und bei der Kommunikation der Zellen, weil aus ihnen Botenstoffe wie Hormone hergestellt werden, eine wichtige Rolle einnehmen, sind sie für das Funktionieren des Stoffwechsels unverzichtbar.

Die entzündungshemmende Wirkung der Omega-3-Fettsäuren ist für die Stoffwechselsteigerung von großer Bedeutung. Da zum Beispiel Bauchfett zu Entzündungen im Körper führen kann, können Omega-3-Fettsäuren dabei helfen diese zu mildern. Und das ist für eine bessere Stoffwechselleistung sehr wichtig. Ist der Körper nämlich entzündet, beginnt er Cortison und andere Entzündungsstoffe wie Zytokine auszuschütten. Cortisonwirkt zwar kurzfristig fettabbauend, gleichzeitig aber auch muskelabbauend, was den Stoffwechsel ziemlich ausbremst. Zudem lockt Cortison Insulin aus der Bauchspeicheldrüse und das macht hungrig und hemmt den Fettabbau. Das Stresshormon befiehlt der Leber mehr Glykogen zu speichern, es wirkt also anabol beziehungsweise zellaufbauend. Da Cortison und Insulin regelrechte Erzfeinde sind, führt Cortison dazu, dass Insulin nicht mehr wirken kann. Die Folge ist ein hoher Blutglukosespiegel, der noch weiter steigt, weil uns Cortison durch seine Unterdrückung der Insulinwirkung richtig hungrig macht. Unsere Zellen haben in diesem Moment wieder mal Panik zu sterben. Dabei sollten sie sich in dem Moment eigentlich weniger Sorgen um ein mögliches Energiedefizit machen als darüber, dass die zu hohen Blutglukosespiegel und die hohen Insulin-Spiegel, die aber einfach nicht wirken können, auf Dauer zu Diabetes mellitus führen können. Aber das wissen unsere Zellen leider nicht. Obendrauf führt Cortison auch noch zu einer verringerten Wirkung der Schilddrüsenhormone. Und wie wir wissen: Wenn die out of order ist, dann geht nicht mehr viel im Stoffwechsel. Wer Stresshormone abbaut, nimmt leichter ab. Das ist ganz einfach möglich durch autogenes Training oder Yoga. Entspannung macht also schlank!

Wer gestresst ist und die falschen Fette aufnimmt, nimmt zu und kann nur schwer abnehmen. Damit das alles gar nicht erst passiert, solltest du auf jeden Fall auf eine ausreichende Aufnahme an Omega-3-Fettsäuren achten. Ein wichtiges Detail hierbei ist, dass diese in unserem Stoffwechsel in Konkurrenz zu den Omega-6-Fettsäuren stehen. Damit die Omega-3-Fettsäuren ihre volle Wirkung entfalten können, muss man daher auf eine gute Balance achten. Das beste Verhältnis ist fünf zu eins. Also fünfmal so viele Omega-3-Fettsäuren wie Omega-6-Fettsäuren.

Auch in Hinblick auf das Muskelwachstum scheinen Omega-

3-Fettsäuren sehr wichtig zu sein. Studien zeigen nämlich, dass die Aufnahme von mindestens 2 Gramm Omega-3-Fettsäuren am Tag zu einer größeren Muskelmasse führt. Und wie bereits erwähnt, sind die Muskeln in unserem Stoffwechsel der größte Brenner, um den Stoffwechsel voranzutreiben.

L-Carnitin

Der Name L-Carnitin klingt nicht gerade stoffwechselanregend. Also was verbirgt sich dahinter? L-Carnitin ist ein Mini-Protein, das aus zwei Aminosäuren besteht. Dazu musst du eines wissen: Proteine bestehen grundsätzlich aus Aminosäuren. Man kann sie sich vorstellen wie kleine Puzzleteile. Einzeln sind sie nur Puzzleteile beziehungsweise Aminosäuren. Baut man sie zusammen, dann entsteht ein Puzzlebild oder eben ein Protein. In diesem Fall entsteht ein Mini-Protein aus nur zwei Aminosäuren. Aber nur, weil L-Carnitin nicht groß ist, heißt das noch lange nicht, dass es keine große Wirkung hat. L-Carnitin hat nämlich im Fettabbau, genauer im Energie-aus-Fett-Programm, eine ziemlich wichtige Rolle.
Um die Rolle von L-Carnitin zu verstehen, müssen wir kurz zurückgehen an den Anfang des Fettabbaus. Damit wir Fett abbauen, müssen wir uns nämlich zuallererst in einem Kaloriendefizit befinden. Also mehr Kalorien verbrennen, als wir zu uns nehmen. Dann wird nach ein paar Stunden auch Fett (Triglyceride) abgebaut. Nachdem dann in der Lipolyse (Fettauflösung) aus dem Fett (Triglyceride) die Fettsäuren frei werden, müssen sie allerdings noch weiterverarbeitet werden, damit unsere Zellen die Energie auch nutzen können. Dafür müssen die Fettsäuren in die Mitochondrien, die Kraftwerke der Zellen, geschleust werden. Und an dieser Stelle kommt L-Carnitin ins Spiel: L-Carnitin schnappt sich die Fettsäuren und bringt sie in die Mitochondrien. Studien zeigen allerdings, dass sich die Wirkung von L-Carnitin nur dann zeigt, wenn Menschen vorher wirklich auch übergewichtig waren. Das Mini-Protein kann dann beim Abnehmen helfen und den BMI wieder in die richtige Bahn lenken. In Studien konnte zudem nachgewiesen werden, dass L-Carnitin einen großen Einfluss auf die sportliche Leistungsfähigkeit hat, indem es die Sauerstoff-Aufnahmekapazität maximiert und die Anreicherung von Laktat im Muskelgewebe hemmt.

Bevor du jetzt anfängst, nur noch L-Carnitin zu essen, solltest du in diesem Zusammenhang auch noch wissen, dass L-Carnitin im Gegensatz zu anderen Stoffen nur bedingt essentiell ist. Das bedeutet, dass unser Körper selbst in der Lage ist, es aus den essentiellen Aminosäuren Lysin und Methionin zu bilden und wir nur dann ausreichend L-Carnitin bilden können, wenn auch genug Lysin und Methionin vorhanden sind. Darüber hinaus gibt es noch Cofaktoren, die zur Bildung benötigt werden. Hierzu zählen Vitamin B6, Vitamin B3, Vitamin C und Eisen. Deshalb ist eine ausreichende Aufnahme aller dieser Stoffe wichtig.

Hydroxycitrat

Bei Hydroxycitrat, auch HCA (hydroxy citric acid) genannt, handelt es sich um eine enzymhemmende Substanz, die die Umwandlung von Kohlenhydraten in Fette verhindert und dazu noch als natürlicher Appetitzügler wirkt, indem es die Ausschüttung von Serotonin anregt. Vor allem der Heißhunger auf Süßigkeiten soll durch HCA deutlich verringert werden. Die genauen Wirkmechanismen dieses Stoffes müssen jedoch noch in wissenschaftlichen Studien untersucht werden.
Allerdings hat man in Studien die Sicherheit und Wirksamkeit von Hydroxycitrat überprüft. Man muss an dieser Stelle auch zugeben, dass der Name nicht gerade gesund klingt. Die Studien haben gezeigt, dass HCA zum einen als sicher eingestuft wurde und zum anderen einen kleinen Vorteil beim Abnehmen verschaffte. Zudem waren vor allem die Blutfettwerte verbessert und anhand des Urins konnte gemessen werden, dass auch wirklich Fett abgebaut wird und die verlorenen Kilos kein Wasser waren.
Wie kann man messen, dass Fett abgebaut wird? Erinnerst Du dich an die Ketonkörper-Bildung aus Kapitel 3? Ketonkörper werden vor allem dann gebildet, wenn viel Fett abgebaut wird: Aus Fett (Triglyceride) werden Fettsäuren abgebaut, aus Fettsäuren werden saure Ketonkörper gebildet. Die Ketonkörper schwirren dann im Blut herum, um das Gehirn und die roten Blutkörperchen (Erythrozyten) zu füttern. Und da das Blut in der Niere gefiltert wird, die darauf aufpasst, dass wir nicht übersäuern, wird ein Teil dieser Fett-Abbauprodukte über den Harn aus-

geschieden. Pinkeln wir dann viele Ketonkörper aus, kann man sich sicher sein, dass man Fett abbaut. Kleiner Tipp: In der Drogerie gibt es pH-Streifen, mit denen man den Säuregehalt des Urins messen kann, für die, die neugierig sind.

Vitamin C

Ein regelrechter Klassiker ist Vitamin C. Das Vitamin, auch bekannt als Ascorbinsäure, braucht der Mensch, um das Hormon Noradrenalin zu produzieren. Noradrenalin wird in den Nebennieren produziert und die sitzen wie zwei kleine Zipfelmützen auf unseren Nieren. Das Stresshormon hilft dabei das Fett aus den Fettzellen herauszulösen und ist daher ziemlich wichtig. Besonders in Stresssituationen ist eine ausreichende Vitamin-C-Aufnahme wichtig, da uns das Vitamin vor sogenanntem oxidativen Zellstress schützt. Dadurch können Stoffe, die uns sehr schädigen können, abgefangen werden und uns nichts mehr anhaben. Somit schützt uns Vitamin C vor möglichen Entzündungen und hält den Stoffwechsel ohne irgendwelche Betriebsausfälle am Laufen.
Vitamin C ist zudem unverzichtbar für die Kollagenherstellung und hat damit auch einen Einfluss auf die Festigkeit des Bindegewebes. Und gerade wenn wir abnehmen, wollen wir natürlich weiterhin schöne, straffe Haut haben. Außerdem steuert es zusammen mit den Vitaminen B6, B3 und Eisen die Produktion von L-Carnitin, das für die Fettverbrennung in der Muskulatur benötigt wird.
Eine Maximalgrenze für die tägliche Vitamin-C-Aufnahme gibt es nicht, da Vitamin C im Körper nicht gespeichert wird. Wenn wir zu viel in uns haben, dann scheiden wir es einfach über den Urin aus. Im Übrigen auch dann, wenn wir vermehrt Fett abbauen. Die Urinproduktion und besonders das Ausscheiden von wasserlöslichen Substanzen, wie Vitamin C, wird beim Fettabbau nämlich verstärkt. Trotzdem solltest du die fünffache Menge der empfohlenen Dosis von 200 mg, also 1000 mg, nicht überschreiten. In vielen Lebensmitteln steckt reichlich Vitamin C und in der Regel sind keine Nahrungsergänzungsmittel erforderlich, um ausreichend Vitamin C aufzunehmen.

Konjugierte Linolsäure

Konjugierte Linolsäure, kurz CLA (Cojugated Linoleic Acid), ist eine Fettsäure, die laut wissenschaftlich anerkannten Studien zwei Sachen kann: Muskelaufbau und Fettabbau. Sie gehört zu den mehrfach ungesättigten Fettsäuren und wird im Pansen von Wiederkäuern (Kühen, Schafen und Ziegen) aus der Linolsäure gebildet.
Die Aufnahme von 6000 mg der Omega-6-Fettsäure konnte in Studien zum einen die Körperfettmasse reduzieren, zum anderen die Blutfettwerte verbessern. Zudem wurde der Muskelaufbau durch CLA bei regelmäßiger Belastung der Muskulatur deutlich verbessert. Bingo! Die Mechanismen, die dahinterstecken, sind allerdings nicht eindeutig geklärt.
Zum einen soll CLA die Fettverbrennung (Fettoxidation) Fettoxidation steigern, zum anderen die Fett-Transportsysteme aktivieren und die Lipoproteinlipase-Aktivität hemmen. Die Hemmung der Lipoproteinlipase führt dazu, dass die Fett-Aufnahme und -Speicherung (Triglyceride) verringert wird. Inwiefern diese Erklärungen, die zum Großteil aus Tierversuchen stammen, aber wirklich auf den Menschen übertragbar sind, ist fraglich. Zumindest stammen die Ergebnisse der Abnehm-Effekte von wissenschaftlichen Untersuchungen am Menschen.
Auch der Mechanismus des Muskelwachstums ist nicht genau verstanden, obwohl viele Studien die gleiche Beobachtung zum Muskelwachstum machten. Es wird davon ausgegangen, dass CLA als Antioxidans wirkt. Also Radikale abfängt und dadurch den Zellstress und mögliche Entzündungen verringert. Dafür erhöht CLA die Aktivierung eines Transkriptionsfaktors namens Nrf2. Das Ganze muss man sich vorstellen wie stille Post zwischen den Zellen. Nrf2 bekommt ein Signal und gibt es weiter. In diesem Fall ist es der entzündungshemmende Weg, den Nrf2 auf sich nimmt, und entsprechend entzündungshemmenden Botenstoffen zuflüstert aktiv zu werden.
Neben den positiven Effekten auf die Körperzusammensetzung, soll CLA außerdem vor bestimmten Krebsarten, Diabetes mellitus und Herzkreislauferkrankungen schützen.

Vitamin D

Das Sonnen-Vitamin, Vitamin D, wird in der Haut unter UV-Strahlung aus Cholesterin gebildet. Dabei entsteht zunächst eine Vorstufe, aus der in weiteren Schritten das aktive Vitamin D3, auch Cholecalciferol genannt, entsteht. Da Vitamin D also aus einem Fettmolekül gebildet wird, ist es nicht verwunderlich, dass es auch einen Einfluss auf den Fettstoffwechsel hat.
Beobachtungsstudien zeigen, dass eine gute Versorgung mit Vitamin D die Stoffwechselleistung der Fettzellen verbessert. Als Grund nimmt man an, dass Vitamin D das Enzym SIRT-1 anregt, dass den Stoffwechsel auf Fettverbrennung umstellt. Eigentlich wird SIRT-1 nämlich dann aktiviert, wenn wir uns in einer negativen Stoffwechselbilanz befinden. Also wenn wir mehr verbrennen, als wir zu uns genommen haben. Bereits andere Forschungsarbeiten hatten gezeigt, dass die Aktivierung von SIRT-1 vor Fettleibigkeit schützt, hingegen eine Inaktivierung von SIRT-1 zu einer Vergrößerung der Fettzellen führt. Auch das Sättigungshormon Leptin und das nur von Fettzellen produzierte Hormon Adiponektin, dass einen positiven Einfluss auf die verbesserte Wahrnehmung des Körpers bei einer Insulinausschüttung hat, stehen im Zusammenhang mit einer Aktivierung von SIRT-1. Vitamin D fördert also die Umstellung auf Fettverbrennung. Daneben ist es aber auch sehr wichtig für ein gutes Immunsystem und schützt uns dadurch vor Entzündungen.
Neben seiner Rolle im Fett-Stoffwechsel, hat Vitamin D auch noch einen Einfluss auf das Muskelwachstum. In einigen Studien konnte ein leichter Effekt auf die Verbesserung der Muskelkraft beobachtet werden. Und das ist, wie bereits mehrfach erwähnt, sehr wichtig, wenn es um die Steigerung der Stoffwechselleistung geht.

Info

Wer ausreichend Vitamin D im Körper haben möchte, sollte regelmäßig Eier essen. Zudem sind fette Fische wie Wildlachs reich an Vitamin D sowie Waldpilze wie Champignons. In der Apotheke gibt es außerdem hochwertige Vitamin-D-Präparate, die insbesondere in der Zeit von Oktober bis Ende März eines jeden Jahres sinnvoll sind, weil in dieser Zeit die Sonneneinstrahlung gering ist und wir stark bekleidet sind, sodass die UV-Strahlen kaum auf die Haut treffen können.

Ballaststoffe

Nachhaltig abnehmen kann nur, wer satt ist. Und für die Sättigung sind in erster Linie Proteine und Ballaststoffe verantwortlich. Wer kennt es nicht: Eben war auf dem Teller noch ein Stück Kuchen, schwuppdiwupp ist es verschlungen und schon nach einer halben Stunde meldet sich der knurrende Magen zurück. Na großartig. Aber wieso ist das so? Der Grund dafür ist, dass Kuchen aus hellem Mehl gebacken wird, das kaum oder nur sehr wenige Ballaststoffe und stattdessen viele kurze Kohlenhydrate enthält. Durch den Anstieg des Blutglukosespiegels wird der Bauchspeicheldrüse signalisiert, dass Insulin notwendig ist. Daher schüttet diese eine Ladung Insulin aus, welches dafür sorgt, dass die Glukose in die Zellen aufgenommen wird. Diese Vorgänge sind so schnell erledigt, dass im Blut aber noch immer jede Menge Insulin herumschwimmt. Damit der Blutglukosespiegel nicht wieder absinkt, melden unsere Zellen Alarm, dass sie eventuell verhungern könnten: Wir haben wieder Hunger.

Ballaststoffe können diesem Teufelskreislauf ein Ende setzen, indem sie den schnellen Blutglukose-Anstieg verhindern, wodurch eine hohe Insulinausschüttung unterbunden wird. So wirken sie auch vorbeugend gegen Krankheiten wie Krebs oder Diabetes mellitus. Bestimmte Ballaststoffe verdicken die sogenannte unstirred water layer, eine Zellschicht, die an der Aufnahme von Nährstoffen oberhalb der Dünndarmschleimhaut

beteiligt ist und sorgen damit dafür, dass der Blutzuckerspiegel nach der Aufnahme von Kohlenhydraten langsam ansteigt.
Chemisch betrachtet gehören sie zur Klasse der Kohlenhydrate. Auf Grund ihrer Struktur werden sie jedoch nicht vom Körper aufgenommen, sondern flutschen einmal durch den Verdauungstrakt und kommen fast wieder so raus, wie wir sie aufgenommen haben. Aber nur fast, denn ein Lebewesen machen sie sehr glücklich: Unsere im Dickdarm lebenden Mikroorganismen (Mikrobiom). Die ernähren sich nämlich von den Ballaststoffen und bilden daraus kurzkettige Fettsäuren, die die Diversität im Darm fördern. Es ist nun schon länger bekannt, dass auch das Mikrobiom einen Einfluss auf die Gewichtsregulation hat. Daher hat an dieser Stelle auch die Aufnahme von vielen Ballaststoffen einen positiven Einfluss auf die Gewichtsregulation. Zudem tragen Ballaststoffe bei Darminfektionen sogar zur Sanierung der Darmflora bei und fördern den Heilungsprozess. Ballaststoffe ernähren die gesunde Darmflora und das hilft beim Abnehmen.
50 Gramm Ballaststoffe binden bis zu sechs Mal so viel, also 300 Gramm, Wasser. Das erhöht das Volumen der Nahrung, was im Magen zur Sättigung führt und im Dickdarm für einen geregelten Stuhlgang sorgt. Wasserunlösliche Ballaststoffe wie Zellulose wirken bei manchen Menschen blähend. Wesentlich besser verträglich sind die wasserlöslichen Ballaststoffe wie Inulin und Oligofruktose. Auch die tierische Substanz Chitin oder Chitosan, das aus Meertierschalen gewonnen wird, können beim Abnehmen helfen. In einer Vielzahl von Studien konnte bewiesen werden, dass Chitosan Cholesterin effektiv binden kann. Damit ist Chitosan also auch ein Cholesterinsenker. Die gebundenen Fettmengen sind gering, aber einige Gramm sind durchaus möglich.
In Deutschland wird eine tägliche Aufnahme von mindestens dreißig Gramm Ballaststoffen empfohlen. Die meisten Menschen in Deutschland essen nur zwei Drittel davon: Da geht also noch einiges mehr! Um einen noch größeren Effekt zu erzielen, kannst du bis zu fünfzig Gramm täglich essen. Vergiss aber nicht ausreichend zu trinken.

Info

Noch ein kleiner Tipp: Noch besser ist es, die Ballaststoffe zur Vorsättigung einzusetzen und 15 bis dreißig Minuten vorm Essen einen Drink aus Ballaststoffen und Wasser zu trinken. Ideal dafür sind die Ballaststoffe Guarkernmehl, Psyllium (Flohsamenschalen) oder Johannisbrotkernmehl. Präparate gibt es in Bioläden, Drogerien und Apotheken (beispielsweise Mucofalk).

Chitosan

Chitosan ist ein Ballaststoff, der im Magen aufquillt und zu einem positiv geladenen Gel wird. Da Fettsäuren negativ geladen sind, bindet das Gel stark an die Fettsäuren. Das kann man sich so vorstellen wie zwei Magnete. Diese Bindung ist so stark, dass die Fettsäuren nicht mehr verdaut werden können und stattdessen direkt wieder ausgeschieden werden. Chitosan wirkt dadurch also nicht direkt auf die Fettzellen, aber schon allein das Fettbinden im Magen kann sich positiv auf den Fettstoffwechsel auswirken. Die Verbesserung der Fettblutwerte aus Studien bestätigt das. Allerdings fehlen Studien, die die Langzeitwirkungen untersuchen. Zumindest kurzfristig kann die Einnahme von Chitosan ein ganz kleines bisschen beim Abnehmen helfen. Auch die EFSA unterstützt die Ergebnisse der Studien und empfiehlt eine maximale Aufnahme von 3 Gramm Chitosan am Tag.

Chrom

Dass Chrom zu den essentiellen Spurenelementen in unserem Organismus zählt, haben wohl die wenigsten auf dem Schirm. Und dass Chrom insbesondere im Kohlenhydrat-Stoffwechsel eine sehr wichtige Rolle zukommt und bei einer zu geringen Aufnahme die Verwertung von Glukose gestört sein kann, noch weniger. Dabei können mögliche Folgen einer Chrom-Unterversorgung Bewegungsstörungen, erhöhte Blutfettwerte sowie Störungen der Gehirnfunktion sein.

Laut zahlreicher wissenschaftlicher Studien senkt und reguliert

Chrom den Blutglukosespiegel, indem es die Insulinempfindlichkeit in den Zellen erhöht, den Cholesterinspiegel reduziert und bei der Gewichtsregulierung hilft. Je höher die Insulinempfindlichkeit ist, desto schneller kann der Körper bei einem Glukose-Ansturm reagieren. Daher wirkt Chrom wie ein Feintuning und dadurch vor allem Diabetes mellitus entgegen. In den USA enthalten daher viele Produkte für Diabetiker Chrom. Gleichzeitig wirkt Chrom dadurch positiv auf das Hunger- und Sättigungsgefühl.
2010 hat die Europäische Behörde für Lebensmittelsicherheit (EFSA) aufgrund dieser Erkenntnisse folgende gesundheitsbezogene Angaben genehmigt: »Chrom trägt zu einem normalen Makronährstoff-Stoffwechsel bei« und »hilft bei der Aufrechterhaltung der normalen Glukosekonzentration und fördert den Fettabbau«. Allerdings dürfen diese Angaben erst dann auf einem Lebensmittel stehen, wenn es einen bestimmten Anteil an Chrom enthält. Diese Menge liegt zwischen dreißig und fünfzig Mikrogramm. In Deutschland empfiehlt man eine tägliche Aufnahme von dreißig bis 100 Mikrogramm am Tag.

Info

In der Apotheke gibt es hochwertige Chrompräparate wie beispielsweise Bio-Chrom ChromoPrecise von Pharma Nord.

MCT-Fette

Neben Omega-3-Fettsäuren gibt es noch eine weitere Fett-Art, die beim Abnehmen helfen kann: Die MCT-Fette. Während die LCT-Fette (langkettige Triglyceride) eigentlich jedem bekannt sind, weil sie sowohl in Margarine und Butter als auch in den typischen Ölen wie Sonnenblumenöl, Rapsöl und Olivenöl enthalten sind, sind die MCT-Fette (kurzkettige Triglyceride) den meisten Menschen genauso unbekannt, wie 95 Prozent dessen, was unser Gehirn unterbewusst verarbeitet. Dabei sind MCT-Fette aufgrund ihrer chemischen Struktur, genauer gesagt ihrer Länge, viel leichter zu verdauen, liegen also nicht so schwer im

Magen und werden, anstatt in Fettzellen gespeichert zu werden, sofort in die Leber transportiert und verbrannt. Damit sind MCT-Fette also das schwarze Schaf unter den Fetten, womit spätestens jetzt Schluss ist.

MCT-Fette sind wegen ihres besonderen Verhaltens im menschlichen Körper schon lange bekannt und werden auch schon lange bei verschiedenen Erkrankungen eingesetzt. Seit einigen Jahren gibt es jedoch auch Erkenntnisse, die fürs Abnehmen von Bedeutung sind. MCT-Fette haben auf der einen Seite einen um zehn Prozent geringeren Kaloriengehalt als normale Nahrungsfette und steigern auf der anderen Seite durch eine erhöhte Wärmebildung, bei der Verdauung und Verwertung durch den Darm und die Leber den Energieumsatz.

Im Gegensatz zu anderen Fetten werden sie praktisch nicht in die Fettzellen eingelagert. In einer Studie an der Karl-Universität Prag konnte nachgewiesen werden, dass der Konsum von MCT-Fetten den Energiebedarf erhöht. Auch andere Forschungsergebnisse zeigten, dass der Energiebedarf durch den Austausch von normalen Fetten (LCT-Fette) durch MCT-Fette um durchschnittlich 120 Kalorien erhöht wird. Das hört sich erst einmal nicht nach viel an, entspricht aber innerhalb eines Jahres fast 44.000 Kalorien zusätzlichem Energiebedarf. Dieser Effekt stellt sich allerdings nur dann ein, wenn MCT-Fette gegen andere Fette ausgetauscht und nicht zusätzlich gegessen werden.

Darüber hinaus vereinfachten MCT-Fette die Gewichtsabnahme deutlich, was dem ein oder anderen eingeschlafenen Stoffwechsel zugutekommen kann und wirken dazu noch sättigend. Damit sind die mittelkettigen Triglyceride ab sofort hoffentlich nicht mehr nur das schwarze Schaf unter den Fetten. Die Aufnahmemenge an MCT-Fetten, die für diese Effekte erforderlich sind, liegt bei mindestens zwanzig bis dreißig Gramm täglich.

Info

MCT-Fette gibt es im Internet und im Reformhaus zu kaufen. Hochwertig sind beispielsweise die Kanso-MCT-Produkte von Dr. Schär, die auch im Krankenhaus eingesetzt werden.

Calcium

Bei Calcium denken wir alle sofort an die Knochen. Aber damit nicht genug. Denn was kaum einer weiß: Bereits zahlreiche, auch ältere Studien, beweisen, dass Calcium einen Effekt auf das Abnehmen hat und dadurch beim Abnehmen helfen kann. Der Grund ist die Wirkung von Calcium auf den Vitamin-D-Spiegel im Blut. Wie bereits erwähnt hat Vitamin D einen großen Einfluss auf den Fettstoffwechsel in Fettzellen. Die Erklärung, wieso Calcium einen positiven Einfluss auf das Gewicht hat, beruht darauf, dass eine zu geringe Calcium-Aufnahme die Fettauflösung (Lipolyse) und Fettverbrennung (Fettoxidation) hemmt, hingegen die Fettherstellung (Lipogenese) und damit auch Einlagerung in die Fettzellen stimuliert. Dazu kommt, dass man bei Experimenten beobachtet hat, dass die Körpertemperatur bei einer hohen Calcium-Aufnahme erhöht war, was als erhöhte Wärmebildung (Thermogenese), also verbesserte Stoffwechselleistung interpretiert wurde. Allerdings wurden diese Effekte nur dann beobachtet, wenn Vitamin D und Calcium zusammen aufgenommen wurden. Daher gilt als Faustregel: Wer mit Calcium oder Vitamin D abnehmen möchte, sollte lieber beides zusammen aufnehmen.
Zumindest konnte eine ausreichende Calcium-Zufuhr über fettarme Milchprodukte, die auch etwas Vitamin D enthält, mit vier bis fünf Tassen am Tag, die Körperzusammensetzung und Gewichtsabnahme genauso positiv beeinflussen, wie die Aufnahme von 1500 Milligramm (mg) Calcium und 600 Internationale Einheiten (IU) Vitamin D.

Info

Interessanterweise zeigt eine Studie, dass die Kombination aus Calcium und Magnesium in Orangensaft den Energieumsatz bei übergewichtigen Frauen um 15 Prozent erhöhte. Wieso ausgerechnet diese Kombination einen so positiven Effekt hat, das weiß man aber noch nicht.

Neben seiner Wechselwirkung mit Vitamin D, ist Calcium aber auch noch an der Aktivierung anderer Enzyme und Hormone beteiligt und das könnte im Allgemeinen den gewichtsreduzierenden Effekt erklären. Beispielsweise können wir unsere Muskeln nur anspannen, wenn genug Calcium vorhanden ist. Und unsere Muskeln verbrennen beim Anspannen bekanntlich viel Energie.
Die tatsächliche tägliche Calcium-Aufnahme in Deutschland ist geringer als die Empfehlungen von 1000 Milligramm (mg) Calcium am Tag. Viele Menschen, insbesondere Frauen, leiden daher unwissentlich an einem Calciummangel.

Koffein

Neben seiner wachmachenden Wirkung war den Wissenschaftlern bereits vor 100 Jahren bekannt, dass Koffein die Stoffwechselrate erhöht, in dem es die Leistungsbereitschaft des Körpers steigert. Dabei wird der Sympathikus aktiviert. Der Sympathikus ist ein Teil des vegetativen Nervensystems, dass man sich vorstellen kann wie ein Programm, das uns mal vor Jahrtausenden auf die Festplatte gespielt und seither nicht mehr geupdated wurde. Es gibt Sender 1 (Parasympathikus), wo immer klassische Musik läuft, unsere Organe Yoga machen und alles entspannt ist. Auf Sender 2 (Sympathikus) ist eher eine Technoparty mit viel Tam-Tam und Action. Der Sympathikus wird angeschaltet, wenn wir im Kampfmodus sind und da wir in diesem Moment besseres zu tun haben, als zu essen, wird die Energie aus anderen Energiereserven verwendet, um erstmal über die Runden zu kommen. Darüber hinaus fanden Wissenschaftler bereits in den Achtzigerjahren heraus, dass Koffein neben der Fettauflösung (Lipolyse) auch die Fettverbrennung (Fettoxidation) vorantreibt. Und das nicht nur bei übergewichtigen Menschen, wie es bei sehr vielen Substanzen der Fall ist, sondern auch bei Normalgewichtigen. Genauso wie uns Koffein also morgens wachmacht oder aus dem Nachmittagstief holt, wirkt es auch auf unsere Fettzellen.
Neben dem fettverbrennenden Effekt wirkt Koffein für einen kurzen Augenblick auch blutdrucksteigernd und beschleunigt dadurch den Stoffwechsel. Dieser Effekt ist aber wirklich nur von kurzer Dauer und eher bei denjenigen vorzufinden, die nie Koffein trinken. Menschen mit hohem Blutdruck hat man lange Zeit mehr

oder weniger verboten Kaffee zu trinken. Ein trauriges Schicksal für alle die, die besonders gerne Kaffee trinken. In neuen Studien konnte man allerdings zeigen, dass besonders Kaffeejunkies, die ohnehin an das Koffein gewöhnt sind, eine Art Koffeintoleranz entwickeln und dadurch der Blutdruck kaum bis gar nicht beeinflusst wird. In jedem Fall geht man davon aus, dass der Blutdruck-Effekt auf eine kleine Adrenalin-Ausschüttung zurückzuführen ist, die die Fettzellen startklar zur Fettfreigabe macht.

Alle genannten, positiven Auswirkungen auf den Stoffwechsel sind allerdings nur dann erfolgreich, wenn man sich dazu auch genug bewegt. Für die nachweislich fettverbrennende Koffeinwirkung reichen fünfzig bis 100 Milligramm Koffein am Morgen. Das entspricht in etwa einer Tasse Kaffee oder Tee. Bis zu 400 Milligramm Koffein am Tag, als ungefähr vier Tassen Kaffee, sind laut Europäischer Arzneimittelbehörde (EFSA) unbedenklich.

Info

Kaffee-Junkies aufgepasst: Ein Mann, der wohl niemandem im Zusammenhang mit der Entdeckung des Koffeins einfallen würde, ist Johann Wolfgang von Goethe. Goethe war nämlich nicht nur Dichter, sondern begeisterte sich auch für die Naturwissenschaften, weshalb er sogar eine Theorie zur Farbenlehre schrieb. Er animierte seinen damaligen Medizinerfreund Friedlieb Ferdinand Runge und beauftragte ihn herauszufinden, welche Substanz aus der Kaffeebohne die wachmachende Wirkung hervorrufen würde. Das war die Entdeckungsstunde des Koffeins. Danke, Goethe.

Catechin

Sekundäre Pflanzenstoffe, also Polyphenole, haben in den letzten zehn Jahren einen richtigen Hype erlebt. Während sie für die meisten erst durch die Superfruits bekannt wurden, wusste man in der traditionellen chinesischen Medizin (TCM) schon lange über ihre vielseitige, gesundheitsfördernde Wirkung Bescheid. In Hinblick auf eine positive Stoffwechselwirkung ist die Forschung allerdings noch sehr jung. Erst seit den späten

Neunzigern wird zum Potential der fettkillenden Eigenschaften der Catechine genauer geforscht. Catechine gehören zur Gruppe der Flavonoide und wirken als Antioxidantien, also als kleine Firewall. Ihre Ich-beschütze-Dich-vor-dem-Bösen-Wirkung soll sogar vielfach höher sein als die von Vitamin C.
In Studien haben Wissenschaftler beobachtet, dass Catechine die Ausschüttung des Hunger-machenden Hormons Ghrelin verhinderten. Gleichzeitig waren die Blutwerte des sättigenden Hormons, Adiponektin, erhöht. Catechine wirken also vor allem sättigend.
Neben ihrer sättigenden Wirkung, sollen Catechine aber auch noch beim Abnehmen und beim Halten des Gewichts helfen. Hierzu wurden einige Studien durchgeführt, die das belegen. Vor allem die Kombination aus Catechinen und Koffein wird häufig als effizient eingestuft. Die Koffein-Catechin-Kombination kann nämlich den Energieumsatz erhöhen, was wie bei Calcium die Wärmebildung (Thermogenese) erhöht. Wobei hierbei auch wieder zu sehen war, dass besonders der Koffeineffekt bei Kaffeejunkies aufgrund der Gewöhnung an die Wirkung des Koffeins abgeschwächt sein kann.
Eine in Taiwan durchgeführte Studie zeigt, dass der ständige Teekonsum von grünem Tee über zehn Jahre hinweg in einem geringeren prozentualen Körperfettanteil und sogar einem schmaleren Taillenumfang resultiert. Als Grund wird eine erhöhte Fettoxidation, also Fettverbrennung, vermutet. Damit ist klar, dass Catechine nicht nur irgendwelche Substanzen sind, die als Antioxidantien eingesetzt werden können, sondern auch als Stoffe, die sich positiv auf den Stoffwechsel auswirken.

Capsaicin

Kommen wir zu den Effekten, wie Scharfes beim Abnehmen hilft. Capsaicin ist ein aus Pflanzen gewonnener Stoff, der durch seine Wirkung auf die Geschmacksrezeptoren einen Schmerz auslöst, den wir als Schärfe wahrnehmen. Die Reaktion unseres Körpers auf diesen Schmerz ist es zu schwitzen. Vielleicht kennt der ein oder andere Videos zu Scoville-Challenges auf Youtube, die eine Zeit lang im Trend waren. Dabei werden Habaneros-Schoten, extrem scharfe Chili-Schoten oder andere scharfe Lebensmittel so lange gegessen, bis einer der Teilnehmenden aufgibt, weil

der Schmerz zu groß ist. Je mehr Scoville jemand dabei schafft, desto mehr wird er gefeiert. Die Intensität der Schärfe wird nämlich in Scoville-Einheiten angegeben.
Studien beweisen, dass Capsaicin die Wärmebildung erhöht (Thermogenese). Und diesen Effekt hat fast jeder Mensch schon einmal an sich selbst beobachtet. Capsaicin regt die Wärmeproduktion im Körper an. Dieser gleicht den Temperaturanstieg durch Schwitzen aus. Der Schweiß auf der Haut verdunstet und der Körper kann durch die Verdunstung wieder abkühlen. Diese Wärmeproduktion (Thermogenese) verbraucht ziemlich viel Energie.
Capsaicin beschleunigt den Stoffwechsel aber nicht nur durch die Wärmebildung, es erhöht ebenso den Energieumsatz und vermindert die Fettspeicherung. Wissenschaftler aus Taiwan haben für diese Beobachtungen bereits eine Erklärung gefunden: Offenbar löst die Substanz Capsaicin bei Vorläufern von Fettzellen den programmierten Zelltod (Apoptose) aus. So wird verhindert, dass sich aus den Vorläufern ausgewachsene Fettzellen entwickeln, die sich mit Fett vollsaugen. Die Forscher Chin-Lin Hsu und Gow-Chin Yen von der Chung Hsing-Universität in Taichung behandelten dazu im Reagenzglas Fettvorläuferzellen mit Capsaicin. Daraufhin starteten fast 27 Prozent der Zellen ihr Selbstmordprogramm. In einem Kontrollversuch mit unbehandelten Fettvorläuferzellen waren es nur 0,1 Prozent. Dabei stellten die Forscher fest, dass Capsaicin schon nach wenigen Stunden die Arbeit der zelleigenen Energielieferanten, der sogenannten Mitochondrien, stört, die eine Rolle im programmierten Zelltod spielen. Vor allem regt Capsaicin aber die Freisetzung der Caspase-3 an, ein Botenstoff, der den Zelltod auslösen kann. Außerdem blockierte Capsaicin teilweise die Einlagerung von Fett in die Zellen.
Neben diesen selbstmörderischen-Effekten, kann Capsaicin aber auch noch auf die Sättigung wirken. Eine ganze Reihe an Studien aus den letzten zwei Jahrzehnten zeigen, dass Capsaicin das Sättigungsgefühl erhöht, ein Überessen, wie es viele kennen, verhindert und selbst bei einer negativen Energiebilanz, wenn man mehr verbrannt, als man gegessen hat, auch nach dem Abendessen das Verlangen nach etwas Süßen oder Fettigen verringert. Wer mit Tabasco, Chili oder Ingwer die Schärfe in Speisen bringt, nimmt leichter ab.

Scoville-Grad	Beispiel
0 bis 10	Gemüsepaprika
100 bis 500	Peperoni
2.500 bis 5.000	Tabascosauce
2.500 bis 8.000	Jalapeño
30.000 bis 50.000	Cayennepfeffer
50.000 bis 100.000	Piri-piri, Tepin-Chili
100.000 bis 200.000	Pfefferspray
100.000 bis 350.000	Habaneros
1.000.000	Bhut Jolokia
2.000.000	Trinidad Moruga Scorpion
2.200.000	Carolina Reaper
3.180.000	Pepper
9.000.000	Sauce: Mad Dog 357 No. 9 Plutonium
16.000.000	Reines Capsaicin

Fucoxanthin

Fucoxanthin ist ein Pigment, das dafür sorgt, dass Algen einfallendes Licht zur Photosynthese und damit zur Produktion von Sauerstoff verwenden können. Da scheint es sehr weit hergeholt, dass Fucoxanthin auch einen Einfluss auf unseren Stoffwechsel haben könnte. Aber genauso wie das Pigment in Algen dafür sorgt, dass Lichtenergie umgewandelt werden kann, haben Wissenschaftler herausgefunden, dass es im menschlichen Stoffwechsel einen vielversprechenden Beitrag zur Wärmenutzbarkeit leistet.
Wir Menschen bestehen nämlich neben den normalen, weißen Fettzellen auch aus braunen Fettzellen: Die einen mehr, die an-

deren weniger. Vor allem Erwachsene bestehen aus deutlich weniger braunen Fettzellen als Kinder beziehungsweise Babys. Der Vorteil der braunen Fettzellen, im Gegensatz zu den faulen Weißen: Sie sind in der Lage Wärme zu erzeugen, zeigen sich sehr stoffwechselaktiv und verbrennen viel Fett. Damit diese Wärmeerzeugung auch stattfinden kann, muss ein Enzym, UCP1, aktiviert werden. Und genau dieses Enzym soll durch Fucoxanthin aktiviert werden. Aber nicht, wie man jetzt vermuten würde, in den braunen Fettzellen, sondern in den weißen, von denen übergewichtige Menschen ja ziemlich viele besitzen. Durch die Aktivierung des Enzyms werden die Fettauflösung (Lipolyse), die Fettverbrennung (Fettoxidation) und die Wärmeproduktion angeregt. Alle diese Effekte wirken sich positiv auf den Stoffwechsel aus und erhöhen den Energieverbrauch.
Da die Studienergebnisse alle noch sehr jung sind, gibt es nur wenige Studien an Menschen, und die bräuchte es, damit man mit einhundertprozentiger Sicherheit sagen kann, dass die beobachteten Effekte auch am Menschen wirksam sind. Und hierzu gibt es erste Ergebnisse: Dafür nahmen die Studienteilnehmer täglich 4 Milligramm Fucoxanthin ein. Das Ergebnis? Die Einnahme von 4 Milligramm Fucoxanthin führte zu einem deutlich erhöhten Energieumsatz. Noch besser war das Ergebnis bei einer täglichen Aufnahme von 8 Milligramm. Neben den gewichtsreduzierenden Effekten wirkte sich Fucoxanthin aber auch auf die Leber und Entzündungswerte sehr positiv aus.
Einen Haken haben die Studien allerdings. Die Bioverfügbarkeit, also die Aufnahme vom Körper, war nur dann gut, wenn Fucoxanthin mit einem Speiseöl kombiniert wurde. Ohne Speiseöl war die Aufnahme vom Körper meist sehr eingeschränkt.

Curcumin

Das Polyphenol Curcumin hat in den vergangenen fünf Jahren als Bestandteil der »Goldenen Milch« die Regale der Drogerien erobert und wird mittlerweile in vielen verschiedenen Formen verkauft. Dabei wissen die meisten nicht, dass Curcumin eigentlich schon lange Bestandteil vieler Gerichte war. Curcumin, das natürlicherweise in Kurkuma vorkommt, ist zusammen mit anderen Gewürzen ein Hauptbestandteil von Curry

und für die gelbe Farbe verantwortlich. Also was hat Curcumin jetzt plötzlich mit dem Stoffwechsel zu tun?
Die heilende Wirkung des Polyphenols nutzt man in der ayurvedischen Heilkunst schon seit Jahrhunderten. Auch die Verwendung des reinen Kurkuma hat in Indien schon lange Tradition. Erst Anfang des 21. Jahrhunderts entdeckten die Wissenschaftler der westlichen Länder die Wirkung des Curcumins und dessen mögliche Bedeutung im Fettstoffwechsel. In fast allen durchgeführten Studien verbesserten sich die Triglyceridblutwerte der Studienteilnehmer, also die Fettwerte, durch eine Curcumin-Einnahme erheblich. Allerdings sind die genauen Mechanismen, die dahinterstecken, bis heute nicht ganz verstanden und so stützen sich die meisten Wissenschaftler vor allem auf das antioxidative Potential des Curcumins.
Dieses wirkt sich auf unseren Stoffwechsel so positiv aus, dass Entzündungen verringert oder sogar verhindert werden können. Vor allem die Leber konnte bei einer Curcumin-Einnahme geschützt werden und die Immunzellen der Leber aktiviert werden. Da die Leber in unserem Stoffwechsel und besonders in unserem Fettstoffwechsel einen großen Einfluss hat und Entzündungen die größten Gegner eines schnellen Stoffwechsels sind, kann die Ich-beschütze-Dich-vor-dem-Bösen-Wirkung des Curcumins helfen vorzubeugen.
Die Schwierigkeit beim Curcumin liegt vor allem in der Verwertung durch den Menschen, die sogenannte Resorption. Studien weisen aber darauf hin, dass diese durch die gleichzeitige Aufnahme von schwarzem Pfeffer, der den Stoff Piperin enthält, um das 2000-fache erhöht wird. Schwarzer Pfeffer ist wie Kurkuma auch in vielen Curry-Mischungen enthalten.

Serotonin

Wenn wir satt sind, dann werden infolge verschiedener Reize Signale aus dem Magen-Darm-Trakt über viele unterschiedliche Botenstoffe in unser Gehirn vermittelt. Dazu zählt auch Serotonin. Ein Neurotransmitter, also ein Botenstoff, der die Kommunikation zwischen unseren Nervenzellen ermöglicht und dessen Mangel zu Depressionen, Essstörungen oder Antriebslosigkeit führt. Serotonin spielt daher eine sehr wichtige

Rolle für unsere Sättigung und Studienergebnisse zeigen auch, dass ein Zusammenhang zwischen dem Serotoninsystem und Gewicht besteht.
Durch Stress oder wenn der Körper zu wenig Licht abbekommt, geht dem Organismus das Serotonin schnell aus. Jeder kennt das. An dunklen Wintertagen fühlt man sich ausgelaugt und die Stimmung ist gedrückt. Der Winter-Blues hat zugeschlagen. Die Folge des Serotonin-Mangels? Heißhunger. Weshalb das so ist?

1. Serotonin wirkt vor allem sättigend.

2. Es wird aus der Aminosäure L-Tryptophan gebildet. Außerdem wird aus Serotonin in einem weiteren Schritt Melatonin gebildet, das vor allem dann entsteht, wenn es dunkel ist. Folglich wird im Winter deutlich mehr Melatonin gebildet als im Sommer und das zugunsten des Serotonins.

Es gibt aber noch einen weiteren Haken und der heißt Vitamin $B_{6.}$ Damit aus Tryptophan nämlich problemlos Serotonin gebildet werden kann, ist Vitamin B_6 notwendig. Zwar ist ein Vitamin-B_6-Mangel in Deutschland sehr selten, aber es gibt Faktoren, die zu einem Mehrbedarf an Vitamin B_6 führen. Dazu zählt zum Beispiel die Pille, die viele junge Frauen einnehmen. Damit dem Sättigungsgefühl, das durch Serotonin hervorgerufen wird, also nichts mehr im Weg steht, solltest du auf eine ausreichende Vitamin-B_6- und Tryptophan-Aufnahme achten. In Deutschland wird eine tägliche Aufnahme von 1,4 Milligramm für Frauen und 1,6 Milligramm für Männer empfohlen. Die Europäische Behörde für Lebensmittelsicherheit (EFSA) hat zudem eine Obergrenze von täglich 25 Milligramm Vitamin B_6 festgelegt, die man allerdings nur durch eine Supplementeinnahme toppen kann.

Magnesium

Magnesium kann mehr als (nächtliche) Wadenkrämpfe behandeln. Bislang ist Magnesium vielen nur im Zusammenhang mit Muskeln und Entspannung bekannt. Und auch mengenmäßig belegt Magnesium nur Platz vier der am häufigsten vor-

kommenden Mineralstoffe im menschlichen Körper. Allerdings ist Magnesium als Cofaktor für viele Stoffwechselwege nicht wegzudenken, um genau zu sein für über 300.
Hierzu zählt auch der Kohlenhydratstoffwechsel, genauer gesagt die Wirkung von Insulin. Magnesium hatte in mehreren Studien einen positiven Einfluss auf Patienten mit einer Insulinresistenz. Das heißt, dass bei diesen Personen das Insulin nicht mehr wirken kann, was einen dauerhaft hohen Blutglukosespiegel zur Folge hat. Die Aufnahme von Magnesium führte wieder zu verbesserten Blutglukosewerten. Jedoch nur bei Personen, die zuvor auch einen Magnesiummangel hatten.
Wieso es so wichtig ist, dass der Blutglukosespiegel ausgeglichen ist? Weil die Wirkung des Insulins der Gegenspieler vom Glukagon ist. Wie bereits in Kapitel 2 erwähnt, wirkt Glukagon auf unsere Fettzellen und versorgt den Körper mit Energie, wenn wir unterzuckert sind, während Insulin dafür sorgt, dass unsere Zellen sich mit Glukose vollstopfen, wenn wir überzuckert sind. Bei einer Insulinresistenz ist dieser Kreislauf gestört. Da das Insulin nie wirken kann, schwirrt es weiter im Blut herum und die Bauchspeicheldrüse produziert fein weiter Insulin. Somit schwirrt im Blut auch weiterhin viel Glukose. Und weil die Zellen den Insulin-Befehl Glukose »zu essen« nie ausführen werden, geben sie auch nie ein Feedback. Solange die Insulinspiegel im Blut hoch sind, wird auch das Glukagon nicht wirken können. Das Resultat: Kein Fettabbau.
Auch im Zusammenhang mit Sport und längeren Laufeinheiten wirkt sich die Magnesiumaufnahme positiv auf den Blutglukosespiegel nach einem Training aus und trägt zudem zu einer schnelleren Erholung der Muskulatur bei. Das hilft wiederum, dass die Energieverbrennung der Muskeln weiter, ohne Probleme, ablaufen kann.

Eisen

Obwohl die Eisen-Anämie zu den an den am häufigsten vorkommenden Mangelerscheinungen in unseren Breitengeraden zählt, wird seine Wirkung und Rolle in unserem Stoffwechsel häufig unterschätzt. Ein paar Studien zeigen nämlich, dass die Behandlung einer Eisen-Anämie sich positiv auf den

Stoffwechsel und das Abnehmen auswirkt. Allerdings gibt es bislang erst ein paar Studien und es müssen weitere durchgeführt werden, um herauszufinden, wieso das so ist.

Fakt ist aber, dass Eisen für die Fettverbrennung genauso wichtig ist, wie das Kaloriendefizit. Zu den Bedingungen, wann die Fettverbrennung stattfindet, gehört bekanntermaßen auch Sauerstoff. Und Sauerstoff wird an den roten Blutkörperchen, den Erythrozyten, gebunden an Eisen transportiert. Eisen ist daher für alle sauerstoffabhängigen Stoffwechselwege nicht wegzudenken. Und davon gibt es eine Menge.

Bei einem Eisenmangel kann die Sauerstoffversorgung des Körpers eingeschränkt sein und die Fettverbrennung nicht mehr so gut stattfinden, wie bei voll Eisenspeichern. Ein guter Maßstab, um den Eisenwert zu bestimmen, ist der Ferritin-Wert. Dieser gibt Auskunft über die Fülle des Eisenspeichers.

Gleiches gilt auch für die Muskelarbeit. Muskeln verbrennen nur dann viel Energie, wenn sie auch gut mit Sauerstoff versorgt werden. Natürlich hat der Körper auch einen Notfallplan, wenn mal nicht genug Sauerstoff vorhanden ist, was die meisten als Laktatbildung kennen, bei der aus Glykogen Laktat und ATP gebildet werden. Aber das ist eben nur ein Notfallplan und verhindert den Fettabbau.

In Deutschland empfiehlt man eine tägliche Eisenaufnahme von 15 Milligramm für Frauen und 10 Milligramm für Männer. Der Grund für den Mehrbedarf von Frauen lässt sich ganz einfach mit der monatlich wiederkehrenden Regel erklären. Während der Periode verliert man als Frau nämlich bis zu 40 Milligramm Eisen.

Info

Menschen, die sich vegetarisch ernähren oder Fleisch und Wurst meiden, sollten über eine Eisen-Nahrungsergänzung nachdenken. In der Apotheke gibt es auch pflanzliche Eisen-Präparate wie beispielsweise Salus Kräuterblut Floradix mit Eisen.

Probiotika

Nicht nur unsere Zellen, sondern auch die Bakterien, die sich in unserem Darm tummeln, tragen maßgeblich dazu bei, dass wir schlank bleiben. Das hast du bereits in Kapitel 5 gelernt. Das junge Forschungsfeld bekam in den letzten zehn Jahren verdient sehr viel Aufmerksamkeit, weshalb auch viele Studien dazu durchgeführt wurden. Im Rahmen dieser hat man unter anderem Stuhluntersuchungen gemacht, die darauf hinweisen, dass die Zusammensetzung unseres Mikrobioms, also die Gesamtheit aller in unserem Darm lebenden Bakterien, einen großen Einfluss auf unseren Stoffwechsel und darüber hinaus auf unsere Stimmung und unser Immunsystem haben kann. Zwar können Bakterien auch Mietnomaden sein, jedoch sind die meisten gute Mitbewohner und zahlen ihre Miete, indem sie uns etwas Gutes tun oder Aufgaben übernehmen. So ist es also nicht verwunderlich, dass das Füttern unserer Darmbakterien mit noch mehr kleinen Buddies unseren Stoffwechsel wieder auf alte Höhen bringen kann.
Probiotika sind lebende Bakterien. Das klingt schlimmer, als es ist, denn lebende Bakterien sind in vielen Lebensmitteln, ohne dass wir etwas davon mitbekommen. Dazu zählen vor allem fermentierte Lebensmittel wie Joghurt oder Sauerkraut. Die tägliche Aufnahme von Probiotika kann die Produktion von Bakterien, die kurzkettige Fettsäuren produzieren, erhöhen. Das ist gut, denn kurzkettige Fettsäuren dienen den uns schützenden Bakterien als Futter. Zudem verringern Probiotika die Anzahl der Bakterien, die entzündungsfördernde Stoffe im Darm produzieren. Diese Veränderungen im Darm führten in Studien zu einem geringeren BMI, einer niedrigeren Fettmasse und Verbesserungen einiger Blutfettwerte.
Probiotikum ist aber nicht gleich Probiotikum. Studien zeigen, dass der Erfolg immer vom Bakterienstamm abhängt und davon gibt es viele verschiedene. Im Zusammenhang mit dem Abnehmen werden von den Wissenschaftlern vor allem die Lactobacillen empfohlen. Dazu zählen Lactobacillus plantarum, Lactobacillus rhamnosus und Lactobacillus casei sowie die Kombination aus Lactobacillus plantarum, Lactobacillus curvatus, Lactobacillus gasseri, Lactobacillus amylovorus und Lactobacillus acido-

philus. Besonders die tägliche Aufnahme von Lactobacillus gasseri wird in vielen wissenschaftlichen Arbeit im Zusammenhang mit der Gewichtabnahme hervorgehoben.

Info

Wer seine Darmflora entscheidend verbessern möchte und dadurch auch die Gewichtsabnahme verstärken möchte, sollte täglich medizinisch relevante Probiotika-Präparate (z. B. Omni-Biotic Metabolic) aus der Apotheke einnehmen.

Bitterstoffe

Auch wenn man es sich kaum vorstellen kann, weil viele den Geschmack nicht mögen: Aber ja, Bitter macht schlank. Jeder von uns kennt die Geschmackswahrnehmung. Die Signalkaskade, an deren Ende der Wahrnehmung die Deutung von Bitter im Gehirn und der Spuckreflex stehen, beginnt auf der Zunge. Dort binden Bitterstoffe an die kompatiblen Geschmacksrezeptoren der Familie T2R an. Tatsächlich können wir aber auch noch an anderer Stelle schmecken. Wir sind nämlich auch in der Lage den Bittergeschmack im Darm wahrzunehmen. Und auch auf den Immunzellen wurden Bitterrezeptoren gefunden. Zum Vergleich: Für Umami (Fleisch) gibt es nur eine und für Süß nur zwei Formen. Das Grundprinzip – Bitterstoff bindet an Rezeptor und löst dadurch eine Signalkaskade aus – ist allerdings überall gleich, die jeweils initiierten Kommunikationsprozesse und ihre Effekte variieren jedoch. Die Wissenschaft steht bei der Entschlüsselung der genauen Mechanismen an den unterschiedlichen Stellen noch am Anfang.
Bitterstoffe sind keine strukturell definierte Kategorie. Ihre ursprüngliche Zusammenfassung unter einem Begriff verdanken sie einzig ihrem bitteren Geschmack. Dieser dient als Schutz: Sehr bittere Pflanzen präsentieren sich für Fraßfeinde ungenießbar, um so ihr Überleben zu sichern.
Bitterstoffe waren früher daher von Natur aus in vielen unserer Gemüsesorten wie Salat oder Möhren vorhanden, bis sie zu Gunsten eines milderen Geschmacks aus den Pflanzen herausgezüchtet wurden.

Das ist ziemlich bedauerlich, da Bitterstoffe viele positive Eigenschaften für den Körper und somit für unsere Gesundheit haben und zeigt sich auch darin, dass seit der Verbannung von Bitterstoffen aus unseren Lebensmitteln Verdauungsstörungen zugenommen haben: Verdauungsschwäche etwa, Völlegefühl, Blähungen, Verstopfung, eine negative Veränderung der Darmflora (Darmdysbiose) und andere Zivilisationskrankheiten wie Übergewicht und Adipositas sowie Depressionen.
Als Schutz vor einer Fehlbesiedlung des Darms durch krankmachende Keime bildet der Körper vermehrt Bauchfett. Der direkte Zusammenhang von schlechter Darmflora und Übergewicht konnte bereits in mehreren Studien gezeigt werden. Bitterstoffe bringen die Verdauung wieder in den natürlichen Takt, wodurch krankmachende Keime zurückgedrängt werden und eine gesunde Darmflora entsteht, was den Abbau des Bauchfetts fördert. Es konnten Studien mit einem Bitterstoffprodukt aus der Apotheke (Urbitter von Dr. Pandalis) zeigen, dass die Einnahme sowohl zur Besserung der Verdauungsbeschwerden als auch zur Gewichtsabnahme und Abnahme des Bauchumfangs führte. Urbitter reduzierte das Gewicht bereits nach wenigen Wochen um 4,4 Kilogramm, ohne das zusätzliche Maßnahmen ergriffen wurden. Der Effekt war zudem nachhaltig und blieb über die Anwendungs- und Studiendauer hinaus stabil.

Info

Bitter wirkt im gesamten Organismus. Wissenschaftler vermuten zudem einen Zusammenhang zwischen krankmachenden Darmbakterien und der Entstehung von Substanzen im Gehirn, die dann Parkinson-Symptome auslösen. Vieles spricht für die Entstehung von psychischen Erkrankungen, wie Depressionen, als mögliche Folge einer gestörten Darmflora. Durch Bitterstoffe kann die Darmflora wieder ins Gleichgewicht gebracht werden. So kann der Körper gegen Verdauungsstörungen und deren Folgen geschützt werden.

Organ	Postulierte Funktion der Bitterstoffrezeptoren
Nase und obere Atemwege	unterstützen die Zilien (Flimmerhärchen): Erhöhung der Schlagfrequenz und so der Selbstreinigung Auslösung des Hustenreizes Ausschüttung von antibakteriellen Stickstoffmonoxid
Hoden (Spermien)	Beeinflussung der Spermienreifung
Harnblase	Reaktion auf Coli-Bakterien, Harndrang als Abwehr
Lunge	Erhöhung der Schlagfrequenz der Zilien Modulation der Produktion von entzündungsfördernden Zytokinen Erweiterung und Entspannung der Bronchialmuskulatur
Haut	Verstärkung der Hautbarriere durch vermehrte Bildung von Hautlipiden
Immunzellen	Unterstützung der Granulozyten, Natürliche Killerzellen (NK), B-Zellen und T-Zellen z. B. bei der Chemotaxis (Anlockung der Immunzellen)
Magen	Vermitteln die Bildung von CCK: Gallenblasenkontraktion Ausschüttung von Prankreasenzymen Sättigung
Darm	Vermitteln die Bildung von GLP-1 Inkretin-Effekt: Stabilisierung der Blutzuckerwerte Sättigung Verzögerung der Entleerung des Mageninhaltes in den Darm Erhöhung der Darmperistaltik (über CCK) normale Tätigkeit des Darms wird erhalten bzw. wiederhergestellt Physiologische Darmmikrobiota wird gefördert Bitterstoffe können pathologische Keime bekämpfen

Bislang galten Bitterstoffe als Appetitanreger, die beispielsweise als Aperitif weitverbreitet sind. Die wissenschaftliche Erklärung für diese Annahme lautete, dass als Reaktion auf bitteren Geschmack Verdauungssäfte und das Hormon Ghrelin ausgeschüttet werden. Das stimmt zumindest teilweise, der Gesamteffekt von Bitterstoffen auf den Magen-Darm-Trakt ist jedoch genau entgegengesetzt: Einmal im Dünndarm angelangt, sorgen Bitterstoffe für die Ausschüttung verschiedener Hormone (Cholecystokinin (CCK) und Glucagon-like Peptide 1 (GLP-1)). Über die Blutbahn gelangen diese Hormone in das Gehirn. Genauer in den Hirnstamm und die Medulla oblongata und rufen dort nach gewisser Zeit ein Sättigungsgefühl hervor.

In bitteren Pflanzen war eine kalorienarme, automatisch einsetzende Essbremse vorhanden, die ideal zu unserer evolutionär erworbenen Ausstattung passte, die es aber heute kaum noch gibt. Mit dieser Erkenntnis der aktuellen Forschung erschließen sich daher für Übergewichtige und Menschen, die nie zu dick werden wollen, neue, risikolose Therapieformen: Die gezielte Einnahme von Bitterstoffen vor den Mahlzeiten erzeugt ein Sättigungsgefühl, das eine signifikant geringere Kalorienaufnahme erheblich erleichtert. Wer also vor dem Essen oder beim Beginn Bitteres aufnimmt, isst weniger.

Auf dem Markt befindliche Bitterstoffpräparate unterstützen den Körper also gleich mittels zwei Mechanismen: Einerseits wirken Bitterstoffe wie eine »Essbremse« und reduzieren so den Appetit, andererseits unterstützen sie eine gesunde Darmflora und helfen so dem Stoffwechsel auf die Sprünge.

Kapitel 8

Das Schlankfood-Lexikon

Gemüse

Gemüse sind echte Schlankfoods. Sie enthalten besonders viel Wasser, sättigen und sind häufig auch noch kalorienarm. Zudem trägt Gemüse entscheidend zur Vitamin- und Mineralstoffe-Bedarfsdeckung bei. Ein Vitamin-Mineralstoff-Mangel kann einer Gewichtsabnahme nämlich im Weg stehen. Gemüsekonzentrate (Nahrungsergänzungsmittel) sind frischem oder gekochtem Gemüse deutlich unterlegen und sollten daher nicht Bestandteil des täglichen Ernährungsprogramms sein. Wer schlank und gesund sein möchte, sollte jeden Tag mindestens 400 Gramm Gemüse essen. Es kann aber natürlich auch etwas mehr sein ...

Linsen

Linsen sind reich an Ballaststoffen und Vitamin B_6. Sie sind reich an Proteinen, die sättigend wirken. Darüber hinaus sind sie auch noch gute Eisenlieferanten und damit ideal, um die Sauerstoffversorgung zu verbessern, damit der Stoffwechsel ohne Probleme weiterarbeiten kann. Ein Linsen-Salat oder -Eintopf sollten daher mindestens einmal die Woche auf dem Speiseplan stehen.

Chicorée

Chicorée ist vor allem wegen seiner Bitterstoffe ein guter Sattmacher. Die Bitterstoffe unterstützen aber nicht nur die Verdauung im Magen-Darm-Trakt, sondern unterstützen auch die Leber bei ihrer täglichen Arbeit. Die Rübe ist außerdem ziemlich kalorienarm und enthält viel Zink, das bei der Zellerneuerung hilft.

Paprika

Paprikaschoten enthalten eine Vielzahl günstiger Inhaltsstoffe: Sie enthalten besonders viel Vitamin C und kurbeln damit die Fettverbrennung in den Zellen an, stärken das Immunsystem und beschleunigen das Ausschleusen schädlicher Substanzen im Körper. Zudem enthalten sie viel Vitamin E, das zusammen mit Vitamin C für die antioxidative Abwehr sorgt. Darüber hinaus enthalten Paprikaschoten Capsaicin.

Champignons

Es gibt kaum ein Lebensmittel, das Vitamin D enthält, aber Champignons zählen dazu. Je mehr Licht ein Champignon ausgesetzt war, desto Vitamin-D-reicher ist er. Champignons können so bis zu 1,9 Mikrogramm Vitamin D pro 100 Gramm enthalten. Dadurch können sie die Stoffwechselleistungen verbessern, indem sie die Fettverbrennung (Fettoxidation) verbessern und gleichzeitig durch ihren hohen Wasser- und geringen Energiegehalt Kalorien einsparen. Champignons sind neben Vitamin D auch eine gute Chromquelle, welches einen sättigenden Effekt hat. Optimal sind nur Wald- und Wiesenchampignons. Zuchtchampignons sind nicht so gesund.

Brokkoli

Brokkoli ist ein Klassiker im Sportler-Menü. Das ist nicht verwunderlich, denn er ist ziemlich kalorienarm und damit ein guter Füllstoff. Hinsichtlich des Mineralstoff- und Vitamingehalts steht ihm kein anderes Gemüse nach. Neben Mineralstoffen und Vitaminen, wie Vitamin C, Chrom oder Magnesium, enthält Brokkoli aber auch noch einen Stoff namens Sulforaphan. Dieser soll entzündungshemmend wirken und entsteht aus Senföl-Glykosiden. Außerdem enthält Brokkoli L-Carnitin, das die Sauerstoffaufnahme im Muskel maximiert und beim Fettsäuretransport in die Kraftwerke der Zellen behilflich ist.

Spinat

Spinat wurde lange Zeit als eisenreichstes Gemüse angegeben. Das ist aber leider falsch. Spinat enthält zwar auch nennenswerte Mengen an Eisen, deren Aufnahme durch den hohen Gehalt

an Vitamin C verbessert wird, allerdings ist der hohe Eisengehalt ein Mythos, der auf einer Verrechnung beruht. Neben Eisen und Vitamin C ist Spinat auch reich an Vitaminen der B-Gruppe.

Pastinaken

Pastinaken waren in den letzten fünfzig Jahren eher out. Das lag daran, dass sie eines der typischen Nachkriegszeit-Gemüse sind. Die weißen Knollen, die aussehen wie weiße Karotten, sind sehr ballaststoffreich. Besonders reich sind Pastinaken am Quellstoff Pektin, der schneller satt macht und vor einem absinkenden Blutglukosespiegel und folgendem Heißhunger schützt.

Grünkohl

Grünkohl ist ein typisches Wintergemüse, das vor allem durch seinen hohen Gehalt an Vitamin C und Folsäure beliebt ist. Während der hohe Gehalt an Vitamin C unter anderem das Immunsystem stärkt, ist Folsäure besonders wichtig für alle Wachstumsprozesse im Körper, besonders für die Bildung der roten Blutkörperchen. Daher verbessert Folsäure ebenso die Sauerstoffaufnahme und unterstützt damit den Stoffwechsel, der nur unter einem ausreichenden Sauerstoffgehalt richtig arbeiten kann.

Radieschen

Woran denkst du bei Radieschen als Erstes? Wahrscheinlich an den scharfen Geschmack, den der traubengroße Rettich im Mund hinterlässt. Das liegt an den Senfölen, die in Radieschen enthalten sind. Diese fördern nicht nur die Verdauung, sondern schützen auch vor Viren und Bakterien, da Senföle unter anderem Omega-3-Fettsäuren enthalten. Je weniger Wasser ein Radieschen enthält, desto schärfer ist es. Neben den sättigenden Senfölen enthalten Radieschen aber auch noch viel Eisen und Vitamin C, die in ihrer Kombi unschlagbar sind, sowie Vitamin K und Calcium.

Spargel

Spargel ist reich an Calcium, das die Fettverbrennung steigert, und dem Ballaststoff Inulin, dem perfekten Nährstoff für unsere Darmbakterien. Neben seinem Hauptbestandteil Wasser, der als Füllstoff zählt, enthält Spargel auch noch Mineralstoffe wie Magnesium, Vitamin C und Folsäure. Aber Achtung: Menschen, die Probleme mit den Harnsäurewerten haben, sollten Spargel lieber meiden, da bei der Verstoffwechselung Harnsäure entsteht.

Aubergine

Auberginen bestehen fast nur aus Wasser. Aber nur fast: Besonders die Schale der Aubergine ist reich an Mineralstoffen. Hierzu zählen unter anderem die B-Vitamine. Außerdem enthalten Auberginen Bitterstoffe, die zur schnelleren Sättigung verhelfen. Roh sollte die Aubergine aufgrund des giftigen Alkaloids Solanin allerdings nicht gegessen werden.

Zucchini

Es gibt kaum einen Nährstoff, der nicht in diesem Gemüse enthalten ist, und das macht sie zu einem wahren Allrounder-Talent. Zucchinis enthalten Eisen, sie sind reich an Calcium und weisen eine große Menge an Magnesium auf. Damit tragen sie zum Tagesbedarf aller Nährstoffe bei und unterstützen den Stoffwechsel. Besonders ihr hoher Wasseranteil und geringer Kaloriengehalt machen sie zu einem sättigenden Schlankfood.

Süßkartoffeln

Zwar sind Süßkartoffeln im Gegensatz zu den herkömmlichen Kartoffeln etwas Kalorienreicher, dafür enthalten sie aber auch noch mehr Nährstoffe. Unter anderem viel Vitamin A und E, die unter anderem vor Zellstress schützen, sowie Calcium und Magnesium, die beide für das Funktionieren des Stoffwechsels unverzichtbar sind. Wenn Süßkartoffeln abkühlen, bilden sich unverdauliche Substanzen, sogenannte resistente Stärke. Damit sinkt der Kaloriengehalt von Süßkartoffeln und der Sättigungseffekt steigt deutlich.

Rhabarber

Laber-Rhabarber? Nicht, wenn es um den Vitamin-C-Gehalt geht. Da können die roten Stängel nämlich ziemlich punkten. Neben Vitamin C enthält Rhabarber auch noch viel Magnesium, Kalium und Calcium. Alle drei sind als Cofaktoren in unserem Stoffwechsel nicht wegzudenken, weshalb wir sie in ausreichenden Mengen zu uns nehmen müssen.

Kartoffeln

Kartoffeln haben eine feste Struktur. Dadurch muss man viel Kauen und das fördert die Sättigung. Noch besser sind abgekühlte Kartoffeln, da sich aus der Kartoffelstärke während des Abkühlens resistente Stärke bildet. Das macht satt und beugt gegen Heißhunger vor. Da viele Kartoffelprodukte den Blutglukosespiegel schnell ansteigen lassen, solltest du auf verarbeitete Kartoffelprodukte wie Kartoffelpüree und Bratkartoffeln, die zudem noch viel Fett enthalten, eher selten zurückgreifen.

Topinambur

Vielen ist Topinambur nicht bekannt. Also was steckt dahinter? Topinambur ist eine Knolle, die mit oder ohne Schale gegessen werden kann und besonders viel Inulin, einen Ballaststoff, enthält. Dieser kann bereits im Magen Wasser binden, also aufquellen, und dadurch satt machen. Außerdem enthält die aus Nordamerika stammende Knolle viel Kalium, Magnesium und Calcium.

Feldsalat

Feldsalat ist nicht einfach nur Salat. Er gilt als »der« gesündeste Salat. Das liegt besonders daran, dass er reich an Vitaminen und Mineralstoffen ist. Hervorzuheben ist dabei vor allem sein Eisenanteil. Zusammen mit einem hohen Vitamin-C-Anteil ist das für eine bessere Sauerstoffversorgung wichtige Duo komplett und kann zu einer verbesserten Fettverbrennung und Stoffwechselrate beitragen.

Tomaten

Tomaten sind reich an Wasser und arm an Kalorien. Das macht sie zum perfekten Sattmacher. Sie enthalten viel Vitamin C, das vor Zellstress schützt und daran beteiligt ist, dass der Körper Eisen besser aufnehmen kann. Außerdem enthalten die Früchte viel Chrom, das Blutglukose senkend wirkt und Blutfettwerte verbessert. Wieso Tomaten Früchte sind? Weil sie aus den Blüten von Pflanzen wachsen und am Ende selbst Samen enthalten. Besonders gesund sind die sogenannten Cocktailtomaten.

Rucola

Der aus dem Mittelmeerraum stammende Rucola enthält eine Menge nützlicher Stoffe. Er hilft besonders gegen Heißhunger, da sie enthaltenen Bitterstoffe den Appetit hemmen. Zusätzlich enthält das Kraut, das zu den Kreuzblütlern zählt, eine Reihe an B-Vitaminen und Vitamin C.

Artischocken

Die Artischocke ist als Heilpflanze schon seit Jahrhunderten bekannt. Vor allem bei Magen-Darm-Beschwerden dient sie als Hausmittel. Auch als Präbiotikum dient sie unseren Darmbakterien als Nahrung. Artischocken sind zudem ein Sattmacher: Sie enthalten viele Bitterstoffe und sind ziemlich kalorienarm. Zudem enthält die Artischocke den Bitterstoff Cynarin, der ebenfalls gegen Hunger und Appetit vorbeugt.

Früchte

Früchte sind wie Gemüse reich an Wasser und damit kalorienarm. Zumindest kalorienärmer als Süßigkeiten. Im Vergleich zu Gummibärchen, Schokolade oder Chips sind Bananen und Weintrauben geradezu kalorienarm. Zudem enthalten einige Obstsorten reichlich Ballaststoffe. Das hilft natürlich beim Abnehmen. Trotzdem solltest du nicht zu viel Obst essen, da sich der etwas höhere Energiegehalt im Vergleich zu anderen Schlankfoods ansonsten negativ auswirken kann. Iss daher jeden Tag 250 Gramm Früchte.

Äpfel

Im Volksmund heißt es: An apple a day keeps the doctor away. Aber stimmt das wirklich? Zumindest sind Äpfel reich an Vitaminen und Mineralstoffen und haben zudem einen hohen Gehalt an Pektin. Sie weisen im Gegensatz zu anderem Obst eine niedrigere Energiedichte auf und wirken damit sanfter auf den Blutglukosespiegel als andere Obstsorten.

Grapefruit

Die Bitterstoffe der Grapefruit wirken als natürlicher Appetitzügler. Auch der hohe Gehalt an Vitamin C wirkt sich positiv auf den Stoffwechsel aus: Er schützt vor äußeren Angreifern und steigert die Adrenalinproduktion. Allerdings ist die Grapefruit nicht ohne Gefahr. Es ist mittlerweile eine ganze Reihe an Medikamenten bekannt, die durch die Kombination, also der Aufnahme von Grapefruit, insbesondere Grapefruitsaft, gefährlich sein können. Zudem ist die Grapefruit sehr bitter und reich an Ballaststoffen und das kann ebenfalls beim Abnehmen helfen.

Himbeeren

Himbeeren gehören zu den gesündesten Obstsorten überhaupt. Sie zeichnen sich vor allem durch ihren hohen Gehalt an Pektin aus. Dadurch verhelfen sie schneller zur Sättigung. Die roten Sammelfrüchte enthalten zudem Flavonoide, Farbstoffe, deren gesundheitsfördernde Eigenschaften wissenschaftlich bewiesen sind. Unter anderem schützen sie den Körper vor Eindringlingen und Entzündungen, weshalb sie zu den Antioxidantien zählen.

Birnen

Mit einer Birne kann man ungefähr sechs Prozent des Tagesbedarfs an Vitamin C decken. Die meisten Vitamine befinden sich in der Schale der Frucht. Daher sind ungespritzte Birnen für eine gute Vitaminversorgung besser geeignet. Neben Vitamin C, das die Adrenalinproduktion steigert und damit die Freisetzung von Fett aus den Fettzellen fördert, ist die Birne zudem Lieferant vieler wichtiger Mineralstoffe wie Eisen, Jod, Magnesium, Chrom oder Zink. Aufgrund ihres hohen Ballaststoffgehalts ist die Birne ein guter Sattmacher.

Getrocknete Pflaumen

Kennst du schon gebratene getrocknete Pflaumen im Speckmantel? Man nennt diese Kombi auch »Scheißerchen«. Wieso? Weil genau das ihre Wirkung ist. Sie wirken abführend und bringen wieder Schwung in den Stoffwechsel, besonders in die Verdauung, wenn es mal hakt. Dieser Effekt kommt vor allem durch ihren hohen Kohlenhydrat- und Ballaststoffanteil zustande. Der bindet Wasser und wirkt dadurch abführend. Daher sollte man sie aber auch gleichzeitig nicht jeden Tag essen, ansonsten macht man nämlich genau diesen schlankmachenden Effekt zunichte und man geht auf wie ein Hefekloß. Getrocknete Pflaumen enthalten außerdem sekundäre Pflanzenstoffe wie Catechine, die Hormone aktivieren und vor Stress schützen.

Erdbeeren

Erdbeeren sind besonders reich an Folsäure. Die ist wichtig für die roten Blutkörperchen, die Sauerstoff transportieren, welches für die Fettverbrennung nötig ist. Durch ihren hohen Wassergehalt und geringen Kohlenhydratanteil bleibt ein starker Blutglukoseanstieg aus, während das Wasser gleichzeitig den Magen füllt und satt macht.

Brombeeren

Brombeeren – die schwarzen Schafe unter den Beeren? Ganz im Gegenteil. In Sachen Flavonoiden, Pektin oder Vitamin C können sie genauso mithalten wie die Himbeeren. Damit sind sie nicht nur gutes Essen für unseren Darm und unser Immunsystem, sondern unterstützen auch beim Abnehmvorhaben. Darüber hinaus enthalten sie viele gute, sättigende und vor allem die Fettverbrennung (Fettoxidation) ankurbelnde Catechine.

Heidelbeeren

Unter den Beeren sind Heidelbeeren zwar verhältnismäßig eher kohlenhydratreich, dafür sind sie aber reich an wichtigen Mineralstoffen und Vitaminen. Besonders Vitamin E, das für die Elastizität der Zellen von großer Bedeutung ist und das Immunsystem stärkt, sticht heraus. Ihre blaue Farbe verdanken Heidelbeeren einem sekundären Pflanzenstoff namens Myrtillin. Der Farbstoff wirkt entzündungshemmend und unterstützt den Stoffwechsel in seiner normalen Funktion, indem es Radikale, also krankmachende Stoffe, abfängt. Genau das Gleiche tun auch die enthaltenen Catechine, die obendrauf aber auch noch einen thermogenetischen Effekt auf den Stoffwechseln haben, also die Wärmebildung erhöhen.

Tierisch Gutes

Der Mensch ist ein Omnivore, also ein Alles(fr)esser. Das sollte nie vergessen werden, denn sowohl unser Verdauungssystem als auch unser Gebiss sind darauf abgestimmt. Tierische Produkte können die Gewichtsabnahme erleichtern, weil die hochwertigen Inhaltsstoffe schneller aufgenommen werden können und damit schneller für den Stoffwechsel verfügbar sind, als es bei vielen pflanzlichen Produkten der Fall ist. Dazu gehören vor allem Protein, Jod, Omega-3-Fettsäuren, Vitamin D, Calcium sowie Zink. Proteine aus tierischen Produkten haben zudem häufig eine deutlich höhere Wertigkeit für den Menschen.

Wildlachs

Lachs, beziehungsweise Wildlachs, ist reich an Omega-3-Fettsäuren und Jod. Die Fettsäuren wirken entzündungshemmend, während das Jod wichtig für eine funktionierende Schilddrüse und einen guten Stoffwechsel ist. Der Unterschied zwischen Wild- und Zuchtlachs ist, dass Wildlachse auch wirklich frei leben und sich dadurch in ihrer Zusammensetzung deutlich von den Zuchtlachsen unterscheiden. Wildlachse enthalten deutlich mehr Omega-3-Fettsäuren. Zudem ist Lachs eine ideale Proteinquelle und reich an L-Carnitin, Vitamin D sowie Vitamin B6 und Tryptophan, die zusammen für die Serotonin- (Glückshormon) und Melatoninbildung (Schlafhormon) unverzichtbar sind.

Quark

Quark hat einen sehr hohen Proteingehalt, weshalb meistens schon einige Esslöffel ausreichen, bis man satt ist. Zudem enthält er viel Magnesium und Calcium, die einen positiven Einfluss auf die in unserem Stoffwechsel so wichtigen Muskeln haben, sowie Tryptophan, das für die Serotoninbildung unerlässlich ist. Auch wenn Quark einen etwas höheren Fettgehalt als andere Milchprodukte hat, besonders an gesättigten Fettsäuren, die eher negative Effekte auf unseren Körper haben, so ist er trotzdem gesund. Was Quark nämlich besonders auszeichnet ist sein Gehalt an Konjugierten Linolsäuren. Diese steigern gleichzeitig die Fettverbrennung (Fettoxidation) sowie den Muskelaufbau. Vor allem Magerquark ist ein optimales Schlankfood für jede Gewichtsabnahme. Mit Wasser oder Magermilch aufgeschlagen wird er obendrauf schön cremig. Ein Tipp: Mit Knoblauch, Zwiebel, Gewürzen wie Paprika oder mit Vanille und Zimt kombinierst du viele Schlankfoods in einer Mahlzeit. Als ein perfekter Fettkiller.

Das Weiße vom Ei

Das Protein eines Eis enthält zwar viel Wasser, um genau zu sein besteht es sogar zu 87 Prozent aus Wasser, aber wie der Name bereits verrät, auch viel Protein. Dadurch macht es schnell satt und kann beim Abnehmen helfen. Das beste Protein für den Menschen stammt zudem aus dem Ei!

Hühnerfleisch

Hühnerfleisch ist eine sehr gute tierische Proteinquelle. Es ist arm an Fett und stattdessen reich an Vitamin $B_{6.}$ Das aktiviert Enzyme, die besonders für einen ausgeglichenen Serotoninspiegel sorgen, und Magnesium, das die Blutglukosewerte verbessert.

Skyr

Der aus Island stammende Skyr ist vor allem durch seine cremige, feste Konsistenz charakterisiert. Er enthält fast so viel Protein wie Quark und wirkt daher ebenso sättigend. Unschlagbar ist sein hoher Gehalt an Calcium. Calcium und Protein steigern zusammen die Wärmebildung und steigern dadurch auch den Stoffwechsel. Skyr enthält außerdem mehr Eiweiß als Joghurt. Kombiniert mit Gurke, Knoblauch und Zwiebeln wird der klassische Tzatziki so zum proteinreichen Skyr-Tzatziki aufgepimpt.

Hering

Hering ist mit Sicherheit nicht jedermanns Sache. Allerdings gehört Hering zu den besten Omega-3-Fettsäure-Quellen und kann daher bei beziehungsweise gegen Entzündungen helfen. Auch Vitamin D kommt in ziemlich hohen Mengen im Hering vor, welches fettabbauende Enzyme aktiviert und die Muskeln stärkt.

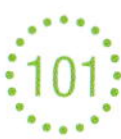

Austern

Austern liefern vor allem Zink. Zink ist für ein funktionierendes Immunsystem und eine gute Fremdabwehr von großer Bedeutung. Neben dem Spurenelement liefern Austern aber auch große Mengen an Vitamin D, das fettabbauende Enzyme aktiviert, sowie Vitamin B_{12}, das für die Zellteilung und damit auch den Fettstoffwechsel von Bedeutung ist.

Rindfleisch

Rindfleisch, ein »rotes Fleisch«, ist eine der besten Eisenquellen. Das liegt besonders an der tierischen Form, in welcher das Eisen im Rindfleisch vorliegt. Dadurch ist es für unseren Körper nämlich leichter zu verwerten. Daneben enthält Rindfleisch auch viel Zink und wertvolles Vitamin B_6, das durch seine Enzymwirkung die Serotoninproduktion beschleunigen und satt machen kann. Zink ist außerdem sehr wichtig für die Insulinproduktion, Insulinspeicherung und Insulinwirkung. Neben Zink enthält Rindfleisch auch die Aminosäure (den Eiweißbaustein) Histidin. Zink wird in Kombination mit Histidin besonders gut aufgenommen. Daher enthalten viele Zinkpräparate aus der Apotheke beide Inhaltsstoffe (Zinkhistidin-Präparate wie Curazink).

Thunfisch

Thunfische sind reich an Proteinen. Sie zählen zu den fettreichen Fischen und sind daher auch reich an Omega-3-Fettsäuren. Zudem enthalten sie viel Magnesium, was sich positiv auf den Blutglukosespiegel auswirken kann.

Algen

Algen sind sehr gesund! Sie sind in vielen Regionen als Alternative zu Salat, Spinat oder Grünkohl etabliert. Sie enthalten nicht nur viel Vitamin C, B-Vitamine und sättigende Ballaststoffe, sondern versorgen unseren Körper besonders mit dem Spurenelement Jod, das gerade in unseren Breiten als Mangelnährstoff gilt. Daher lohnt es sich Algen in den Speiseplan aufzunehmen. Zudem enthalten sie sehr viele Proteine und wirken daher auch noch sättigend. In der Alge Schizochytrium sp. sind reichlich Omega-3-Fettsäuren enthalten. Die Mikroalge ist auch die Grundlage des

Norsan Algenöls, das in der Apotheke erhältlich ist. Einzigartig ist das in Algen enthaltene Fucoxanthin, das für die braune Färbung der Braunalgen verantwortlich ist. Dieses aktiviert Enzyme, steigert die Fettverbrennung (Fettoxidation) und erhöht die Wärmebildung. Damit sind Algen ein wahres Schlankfood.

Proteinbomben

Proteine sind wahre Wundersubstanzen für unsere Figur. Außerdem sind sie gut für unsere Gesundheit. Wer mehr Proteine aufnimmt, nimmt auch viel leichter ab, ist schneller satt und baut zudem noch weniger Muskeln ab. Ein weiterer Vorteil: Im Gegensatz zu Fett oder Kohlenhydraten brauchen Proteine eine gehörige Portion Energie, also Kalorien, um verdaut werden zu können. Dadurch heizen Proteine den Stoffwechsel an. So etwas wie negative Kalorien gibt es jedoch nicht – also Lebensmittel, die mehr Kalorien verbrauchen, als sie selbst enthalten.

Tofu

Tofu ist ein Produkt aus Sojamilch und Sojabohnen. Es ist reich an Proteinen und B-Vitaminen und eine gute Fleischalternative, die dazu noch sättigend wirkt. Auch als Eisenquelle ist Tofu für Vegetarier gut geeignet. Zusammen mit einem Vitamin-C-reichen Lebensmittel wird die Aufnahme des Eisens gesteigert und damit auch die Sauerstoffaufnahme verbessert. Da sich bei vielen Fleischliebhabern ein Irrglaube bezügliche Klimaschutz und dem Anbau von Sojabohnen eingeschlichen hat, sollte eines noch klargestellt werden: Für die Herstellung von 100 Gramm Tofu sind ungefähr achtzig Gramm Sojabohnen notwendig. Im Gegensatz dazu braucht es für 100 Gramm Fleisch circa einen Kilogramm Sojabohnen – also nichts da mit Regenwaldrodung für mehr Tofu!

Garnelen

Auch wenn der CO_2-Fußabdruck der kleinen Wassertierchen verdammt schlecht ist, so sind sie eine grandiose Proteinquelle und ein ziemlich guter Baustofflieferant für unseren Stoffwechsel. Garnelen bestehen nämlich bis zu zwanzig Prozent aus hochwertigen Aminosäuren. Darüber hinaus sind sie reich an Magnesium und Chrom, die beide die Blutglukosewerte verbessern und zur Regeneration und dem Wachstum der Muskeln beitragen, sowie die Aminosäure Tryptophan, die für die Serotoninbildung sehr wichtig ist.

Harzer Käse

Der Sauermilchkäse ist nicht nur preiswert, sondern vor allem einer der wohl hochwertigsten Proteinlieferanten, gleichzeitig einer der fettärmsten Käse unter den Käsesorten. Da Harzer Käse neben Proteinen auch Calcium enthält, ist er für einen gut funktionierenden Stoffwechsel optimal geeignet. Er schmeckt sowohl kalt als auch warm. Du kannst damit beispielsweise überbacken oder Salate aufpimpen.

Lammfleisch

Mit einem Gehalt von etwa achtzig Milligramm pro 100 Gramm ist Lammfleisch von keinem anderen Lebensmittel hinsichtlich des Gehaltes an L-Carnitin zu überbieten. Es ist außerdem noch reich an Proteinen. Der Trainingseffekt bei sportlicher Aktivität kann also durch ein mageres Lammfilet gesteigert werden und trägt damit zu einem funktionierenden Stoffwechsel bei.

Hirtenkäse

Hirtenkäse zeichnet sich vor allem durch seinen hohen Proteingehalt aus, wodurch er sättigend wirkt. Seine Nährwerte ähneln denen von Quark. Der hohe Calcium-Gehalt aktiviert Hormone und Enzyme und unterstützt beim Erhalt von Muskeln und Knochen.

Erbsen

Erbsen zählen wie Linsen zu den Hülsenfrüchten. Sie sind reich an Ballaststoffen und stellen eine ideale Proteinquelle, besonders für Vegetarier und Veganer dar. Erbsen helfen dadurch bei der Gewichtsabnahme und enthalten zudem viele wertvolle Vitamine und Mineralstoffe.

Sojabohnen

Sojabohnen bestehen zu 35 Prozent aus Proteinen. Neben dem Protein weist die Sojabohne ein ausgewogenes Verhältnis an ungesättigten Omega-3- und Omega-6-Fettsäuren auf, wodurch sie entzündungshemmend wirkt, sowie einen sehr hohen Tryptophangehalt, der für die Bildung des Glückhormons Serotonin wichtig ist. Ursprünglich stammt die Soja-Pflanze aus China und ist neben Weizen und Mais eine der wichtigsten Pflanzen der globalen Wirtschaft.

Bergkäse

Bergkäse besteht zu einem Drittel aus Fett. Zu einem anderen Drittel besteht er aber auch aus Proteinen und damit ist er für einige eine eher unbekannte Proteinbombe. Da es sich um ein Milchprodukt handelt, ist es auch noch reich an Calcium und Phosphor.

Energieretter

Kohlenhydrate sind nicht nur wichtig für unseren Stoffwechsel, unser Stoffwechsel ist sogar darauf ausgelegt. Unser Körper schafft es daher binnen kürzester Zeit Energie aus ihnen zu holen. Damit das aber nicht zu schnell passiert und der Insulinspiegel nicht zu sehr in die Höhe schießt, ist es wichtig die richtigen Kohlenhydratquellen zu wählen. Besonders Vollkornprodukte sind dafür gut geeignet. Außerdem sind sie noch reich an Ballaststoffen.

Quinoa

Quinoa enthält vor allem Eisen. Das maximiert die Sauerstoffaufnahme und verbessert dadurch die Stoffwechselleistung. Darüber hinaus ist das Pseudogetreide eine gute Protein- und Ballaststoffquelle. Dadurch sättigt es mindestens genauso gut wie Reis und trägt durch seinen hohen Vitamin-B_6-Gehalt auch zur Serotoninproduktion und einem reibungslosen Proteinstoffwechsel bei.

Haferflocken

Haferflocken sind heimliche Eisenbomben. Dadurch tragen sie zu einer ausreichenden Eisenversorgung bei, die für die Aktivierung von Enzymen so wichtig ist. Als Heilmittel sind sie schon lange bekannt: Sie sollen besonders leicht verdaulich sein und den Magen beruhigen. Außerdem tragen sie durch ihren Ballaststoffgehalt, besonders ihrem hohen Beta-Glucan-Gehalt, einem löslichen Ballaststoff, zur Sättigung bei. Haferflocken sind im Übrigen auch für Menschen gut geeignet, die Gluten nicht vertragen, da sie arm an Gluten sind.

Weizenkleie

Weizenkleie enthält unschlagbar hohe Mengen an Magnesium. Mit fünfzig Gramm Weizenkleie können Frauen bereits ihren Tagesbedarf, Männer neunzig Prozent ihres Tagesbedarfs decken. Ein weiterer Vorteil des bei der Mehlproduktion entstehenden Nebenprodukts, ist der hohe Ballaststoffgehalt und relativ gute Proteingehalt. Beide zusammen wirken sättigend und senken den Blutglukosespiegel.

Amaranth

Amaranth ist aufgrund seiner Nährstoffdichte eine gute Getreidealternative. Das Pseudogetreide ist einerseits reich an Proteinen, andererseits an Vitaminen und Mineralien. Dazu zählen besonders Magnesium, Kalium, Phosphor, sowie Calcium und Zink. Die kleinen Samen haben zudem einen deutlich geringeren Kohlenhydratanteil und höheren Ballaststoffanteil als Getreide. Das macht sie nicht nur zum Sattmacher, sondern trägt auch zur Darmgesundheit bei.

Bulgur

Mit 100 Gramm Bulgur kann man bereits über fünfzig Prozent des täglichen Bedarfs an Ballaststoffen decken. Er ist damit eine gute Alternative zu Nudeln und punktet besonders mit seinem hohen Magnesiumanteil und vielen B-Vitaminen. Der grobe Grieß kommt ursprünglich aus dem arabischen Raum und ist dort eine genauso beliebte Beilage wie bei uns die Kartoffel.

Gutes für den Darm

Der Darm ist einer der wichtigsten Orte für die Bakterienflora beziehungsweise unserem Mikrobiom. Damit die im Dickdarm lebenden Mikroorgansimen aber auch glücklich sind und uns dabei helfen können schlank zu werden, brauchen sie jeden Tag hochwertige Probiotika.

Joghurt

Als Probiotik-Klassiker ist Joghurt vielen bereits bekannt. Hinzu kommt aber auch sein hoher Gehalt an Proteinen und Calcium, die beide einen thermogenetischen Effekt hervorrufen und damit den Stoffwechsel ankurbeln.

Sauerkraut

Sauerkraut ist ein Festmahl für unsere Darmbakterien und damit auch für unseren Stoffwechsel. Es entsteht durch die Fermentation von Weißkohl mit Milchsäurebakterien, wodurch es zu den Probiotika zählt. Sauerkraut enthält zudem ziemlich viel Vitamin C, weshalb es besonders in der kalten Jahreszeit auf dem Tisch landet.

Kimchi

Für viele ist Kohl schwer verdaulich. Wenn du Kimchi isst, kann dir das in der Regel nicht passieren. Kimchi besteht nämlich aus fermentiertem Kohl. Durch die Fermentation wird der Kohl nicht nur besser bekömmlich, sondern die Milchsäurebakterien leisten vor allem unserem Mikrobiom auch gute Gesellschaft. Neben Milchsäurebakterien enthält die koreanische Delikatesse aber auch viel Vitamin C, Folsäure und B-Vitamine. Das steigert nebenbei auch die Adrenalinproduktion in den Nebennierenrinden. Kimchi ist so ähnlich wie Sauerkraut.

Miso

Miso enthält neben Proteinen und Ballaststoffen besonders viel Natrium, das der Paste seinen typisch salzigen Geschmack verleiht. Die aus Japan stammende Paste ist vegan

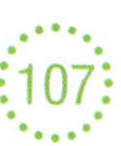

und aus Sojabohnen und Reis hergestellt. Um gegessen zu werden, muss die Paste mehrere Monate gären, wodurch sie zum Probiotikum wird und das Mikrobiom fördern kann. Milliarden Asiaten können nicht irren. Probiere doch mal eine Misosuppe aus, wenn du das nächste Mal beim Asiaten essen gehst.

Brottrunk

Bäckermeister Wilhelm Kanne aus Lünen in Nordrhein-Westfalen hat vor Jahrzehnten einen Trunk aus Bio-Vollkornbrot und Quellwasser entwickelt, der bis heute in vielen, Reformhäusern, Bioläden und dem Lebensmittelhandel preiswert erhältlich ist. Den sogenannten Kanne Bio Brottrunk. Er ist reich an hochwertigen Milchsäurebakterien, wertvoller Milchsäure und vielen gesunden B-Vitaminen – insbesondere Vitamin B_{12}.

Kefir

Kefir ist wie Joghurt ein Fermentationsprodukt, das aus Kuh- oder Ziegenmilch hergestellt wird und viele gute Bakterienstämme enthält. Daher ist das aus dem Kaukasus stammende Getränk ein Gaumenschmaus für unsere Darmbakterien und beugt Entzündungen sowie Verdauungsproblemen vor. Ein weiterer Vorteil von Kefir sind sein hoher Calcium- und Magnesiumgehalt, welche die Fettverbrennung steigern. Kefir ist wie Brottrunk ein optimales probiotisches Lebensmittel.

Kombucha

Kombucha entsteht aus gezuckertem Tee durch Zugabe einer Pilzkultur. Dadurch beginnt der Tee zu fermentieren und es entsteht ein schlankmachendes Probiotikum. Zugegeben: Kombucha ist nicht jedermanns Sache. Trotzdem ist der fermentierte Tee sehr gesund und reich an vielen Vitaminen, unter anderem dem für den Sauerstofftransport und die Blutkörperchenbildung wichtigen Vitamin B_{12}. Kombucha kann Joghurt als probiotisches Lebensmittel ersetzen – insbesondere für Veganer.

Tempeh

Tempeh wird ähnlich wie Kombucha durch die Zugabe eines Pilzes hergestellt. In diesem Fall allerdings auf Basis von Soja. Dadurch ist das Fermentationsprodukt nicht nur reich an guten Bakterien und damit ein guter Bauchschmeichler, sondern enthält ebenso reichlich Protein sowie Magnesium, Calcium und Vitamin B_{12}.

Saure Gurken

Wie der Name verrät, sind saure Gurken sauer. Und genau diese Sauergärung macht sie zum Probiotikum und Darmbakterienfutter. Durch ihren hohen Wassergehalt können die kleinen Früchte (ja, Gurken sind, genauso wie Tomaten, Früchte) noch mehr punkten. Wenig Kalorien und viel Wasser: Ein perfekter Sattmacher.

Nüsse und Samen

Mandeln, Nüsse und Samen haben zu Unrecht das Vorurteil, dass sie dick machen. Natürlich enthalten sie reichlich Fett und damit auch Kalorien. Entscheidend ist aber am Ende des Tages immer noch die Menge. Ab und zu mal eine Hand voll Nüsse zu essen ist kein Problem und sogar gesund. Aber eben nicht jeden Tag, sondern eins, zwei Mal die Woche. Die »Fettfrüchte« enthalten neben vielen ungesättigten Fettsäuren wie Omega-3-Fettsäuren, die den Stoffwechsel positiv beeinflussen, nämlich auch viele wichtige Ballaststoffe.

Mandeln

Zwar enthalten Mandeln viel Fett, aber dafür vor allem die gesunden Fettsäuren. Hinzu kommt ihr hoher Gehalt an Ballaststoffen und Proteinen. Insgesamt weisen sie damit eine hohe, aber günstige Energiedichte auf. Zudem beugen sie Herz-Gefäß-Krankheiten vor und sind vor allem für Diabetiker sehr gesund.

Sonnenblumenkerne

Sonnenblumenkerne enthalten viele gute Fettsäuren. Tatsächlich ist ihr Verhältnis, was Omega-3- zu Omega-6-Fettsäuren angeht, nicht das optimalste, das können die Kerne aber durch ihren hohen Gehalt an B-Vitaminen und Vitamin E wieder wettmachen. Besonders der hohe Magnesiumgehalt sticht heraus: Dieser trägt besonders zur Verbesserung der Insulinsensitivität bei.

Flohsamenschalen

Flohsamen sind, entgegen der Vermutung vieler Leute, keine Tiere, sondern die Samen einer Pflanze. Um genau zu sein, sind Flohsamenschalen die Schalen der Pflanzensamen Psyllium, die in Indien beheimatet ist. Sie sind eins der wohl besten natürlichen Quellmittel, die es gibt. Das liegt an ihrem sehr hohen Ballaststoffanteil, der nicht nur sättigend wirkt, sondern vor allem unsere Verdauung – egal, ob bei Durchfall oder Verstopfung – unterstützt. Ein Tipp fürs schnelle Sattwerden: 15 bis dreißig Minuten vorm Essen einen Drink aus 200 Milliliter Wasser und einem Teelöffel Psyllium (Flohsamenschalen) trinken und schon setzt die Sättigung schneller ein. Die Ballaststoffe in Flohsamenschalen binden außerdem Fett und dieses wird dann mit dem Stuhlgang ausgeschieden.

Info

Hochwertige Plantago-ovata-Samenschalen-Präparate gibt es rezeptfrei in der Apotheke. Lasst euch in der Apotheke beraten – bestens bewährt hat sich beispielsweise Mucofalk von der Firma Dr. Falk Pharma aus Freiburg im Breisgau.

Kürbiskerne

Kürbiskerne enthalten mit circa 260 Milligramm pro 100 Gramm besonders viel Magnesium. 100 Gramm Kürbiskerne decken dadurch bereits 85 Prozent des Bedarfs an Magnesium von Frauen und 75 Prozent von Männern. Zudem sind Kürbiskerne reich an ungesättigten Fettsäuren, die antientzündlich wirken, sowie sättigenden Proteinen.

Chiasamen

Chiasamen stammen ursprünglich aus Mittelamerika. Ihr hoher Omega-3-Fettsäuren-Anteil macht sie zu wahren Entzündungshelfern. Gleichzeitig weist das Superfood aber auch einen hohen Ballaststoffgehalt auf. Dadurch fördern sie das Mikrobiom, schützen vor Stress und wirken einem starken Blutglukoseanstieg entgegen.

Paranüsse

Paranüsse sind wahre Goldschätze. In ihnen stecken sehr viele Nährstoffe. Einer davon ist Chrom. Chrom wirkt einerseits sättigend, andererseits Blutglukose senkend. Auch der Zinkgehalt ist unschlagbar. Mit 100 Gramm kann man fast fünfzig Prozent des Tagesbedarfs decken. Der wohl wichtigste Nährstoff, für den Paranüsse bekannt sind, ist Selen. Unser Körper benötigt Selen zur Aktivierung der Schilddrüsenhormone. Daher ist die Aufnahme essentiell.

Sesam

Für Menschen mit einem Eisenmangel ist Sesam eine gute pflanzliche Alternative. Die kleinen Samen weisen einen hohen Eisenanteil auf. Zwar hat Sesam neben vielen Ballaststoffen und Calcium auch einen relativ hohen Fettanteil, allerdings kommt der aufgrund des hohen Gehalts an ungesättigten, entzündungshemmenden Fettsäuren zustande.

Pistazien

Pistazien stechen mit drei Nährstoffen heraus: Erstens mit ihrem relativ hohen Proteingehalt, der sättigt. Zweitens mit ihrem Magnesiumgehalt, der zur Regeneration der Muskulatur beiträgt. Drittens aufgrund ihres hohen Anteils an gesättigten Fettsäuren. Alles in allem sind Pistazien damit eine wertvolle Nährstoffquelle.

Haselnüsse

Haselnüsse sind kleine Glücklichmacher. Das liegt an ihrem hohen Vitamin B_6- und Tryptophangehalt, die in ihrer Kombination eine perfekte Glücklichmach-Formel sind. Der hohe Vitamin-E-Anteil kommt der Stressabwehr zugute, der hohe Calcium- und

Proteinanteil den Muskeln. Auch der Omega-3-Fettsäure-Gehalt ist wie bei allen Nusssorten hoch, wobei dieser bei Haselnüssen im Vergleich zu anderen Nusssorten geringer ausfällt.

Leinsamen

Leinsamen sind richtige Omega-3-Fettsäure-Bomben und wirken daher gegen Entzündungen. Als Heilmittel werden sie seit Jahrhunderten gegen Magen-Darm-Erkrankungen eingesetzt. Die kleinen Samen können zudem durch einen hohen Ballaststoff-, Magnesium- und Calciumgehalt punkten.

Gewürze und Kräuter

Kräuter und Gewürze machen unsere Speisen nicht nur leckerer, sie verbessern obendrauf oft die Verträglichkeit und die Verdauung. Fast jeder kennt beispielsweise die entblähende Wirkung von Anis und Kümmel. Außerdem enthalten Kräuter und Gewürze viele Vitamine, Mineralstoffe und sekundäre Pflanzenstoffe. Einige Gewürze haben einen Einfluss auf die Wärmebildung, andere senken den Insulinspiegel. Damit sind sie sehr wichtig für eine nachhaltige Gewichtsabnahme.

Chili

Chilischoten gehören zu der Gattung der Paprika-Gewächse, die in Amerika beheimatet sind. Diese enthalten besonders den Stoff Capsaicin, der für den charakteristischen scharfen Geschmack der Chilischote verantwortlich ist. Naja, eher für den Schmerz, wie bereits in Kapitel 7 (Capsaicin) beschrieben wurde. Damit wirken die Schoten nicht nur sättigend, sie steigern auch den Energieumsatz und heizen den Körper durch ihren thermogenetischen Effekt auf.

Cambogia

Hydroxycitrat – so heißt der in Garcinia Cambogia enthaltene Stoff, der als Appetitzügler wirkt. Zudem verhindert er die Umwandlung von Kohlenhydraten in Fette und senkt dazu noch die Blutfette. Neben Hydroxycitrat ist die aus Südasien stammende Pflanze aber auch noch reich an Vitamin C, weshalb sie auch als Antioxidans wirksam ist.

Kurkuma

Das in Kurkuma enthaltene Curcumin ist nachweislich entzündungshemmend. Es verbessert die Blutfette und soll die Leber schützen. Zusammen mit dem in schwarzem Pfeffer enthaltenen Piperin kann es seine Wirkung noch besser entfalten.

Curry

Currypulver besteht typischerweise aus mehreren Gewürzen. In der Gewürzmischung sind neben Koriander und Chili auch Senf, Bockshornklee, Kreuzkümmel, schwarzer Pfeffer und Kurkuma enthalten. Damit ist die Gewürzmischung als Schlankfood und einer Mischung aus Capsaicin, Piperin und Curcumin unschlagbar.

Ingwer

Ingwer ist in der traditionellen chinesischen Medizin ein alt bekanntes Hausmittel. Aufgrund der enthaltenen Gingerole bekommt die Knolle ihren typisch scharfen Geschmack, von denen ein sättigender Effekt ausgeht. Auch die Durchblutung wird durch die wahrnehmende Schärfe angeregt. Häufig wird Ingwer als Heilmittel bei Erkältungen eingesetzt, da sowohl Vitamin C als auch Magnesium und Eisen enthalten sind.

Jalapeños

Auch Jalapeños sind bekannt für ihre Schärfe. Ihr Capsaicin-Gehalt wird mit 2.500 bis 8.000 Scoville-Einheiten angegeben. Damit werden die Paprikaschoten als sehr scharf wahrgenommen. Die Folge ist eine vermehrte Wärmeproduktion des Körpers, die besonders im Sommer, auch wenn viele es andersrum glauben, kühlend wirkt. Durch das vermehrte Schwitzen entsteht Verdunstungskälte. Dadurch kühlt sich der Körper – egal, ob im Sommer oder beim Sport – ab.

Petersilie

Petersilie ist nicht nur durch seinen hohen Gehalt an Vitamin C ein Immunbooster. Das Kraut ist ebenso reich an sekundären Pflanzenstoffen, die einen positiven Einfluss auf die Insulinsensitivität haben und dadurch den Blutglukosespiegel regulieren. Als Heilmittel wird Petersilie bereits viele Jahrhunderte zur Linderung von Magen-Darm-Beschwerden eingesetzt.

Zimt

Zimt enthält sekundäre Pflanzenstoffe, die in der Lage sind den Blutfettspiegel zu senken und die Insulinwirkung zu verbessern. Sogar bei Diabetikern kann Zimt helfen. Er kann sowohl für süße als auch deftige Speisen verwendet werden – beispielsweise in Gulasch, Curry- und Fisch-Gerichten. Auch im Kaffee schmeckt Zimt sehr lecker.

Info

Wirkungsvolle und rezeptfreie Zimt-Präparate gibt es in der Apotheke. Optimal sind cumarinfreie Zimt-Präparate, die wässrigen Zimtextrakt (beispielsweise Diabetruw) enthalten.

Cayenne Pfeffer

Cayenne Pfeffer stammt aus der Chilischotensorte Cayenne und enthält daher wie Chili viel Capsaicin. Mit 30.000 bis 50.000 Scoville-Einheiten enthält es sogar noch mehr Capsaicin als Jalapeños. Das Capsaicin vermindert die Fettspeicherung und steigert den Energieumsatz. Täglich sollte man allerdings maximal 5 Milligramm je Kilogramm Körpergewicht Capsaicin verzehren.

Alles, was ölt

Die Formel »Fett macht fett« gilt schon lange nicht mehr. Alle wissenschaftlichen Ernährungsorganisationen haben ihre Ernährungsempfehlungen dahingehend geändert, möglichst nur hochwertige Fette zu verwenden. Besonders hochwertig sind ungesättigte Fettsäuren – darunter besonders die Omega-3-Fettsäuren. Wichtig ist es auf das Verhältnis zwischen Omega-3- und Omega-6-Fettsäuren zu achten. Das sollte möglichst fünf zu eins sein. Das heißt fünfmal so viele Omega-3-Fettsäuren wie Omega-6-Fettsäuren.

Walnussöl

Walnussöl enthält viele Omega-3-Fettsäuren und punktet durch seinen hohen Gehalt an B-Vitaminen, besonders Vitamin B_6. Da das Verhältnis zwischen Omega-3- und Omega-6-Fettsäuren allerdings im Verhältnis an der Grenze zur Empfehlung liegt, sollte es lieber mit einem anderen Öl, wie Rapsöl, kombiniert werden.

Avocados

Avocados sind reich an Vitamin B_6, das Enzyme aktiviert, die für die Serotoninproduktion essenziell sind. Dadurch machen sie satt und haben zudem einen entzündungshemmenden Effekt aufgrund ihrer günstigen Fettzusammensetzung und den enthaltenen Omega-3-Fettsäuren.

Leinöl

Das aus den Leinsamen gewonnene Leinöl ist reich an ungesättigten Fettsäuren. Besonders der Omega-3-Fettsäuregehalt ist hierbei hervorzuheben. Die Omega-3-Fettsäuren wirken zusammen mit dem reichlich enthaltenen Vitamin E entzündungshemmend. Zudem sind im Leinöl dreimal mehr Omega-3-Fettsäuren als Omega-6-Fettsäuren enthalten.

Rapsöl

Rapsöl steht in den Medien häufig im Schatten des Olivenöls. Dabei ist das Fettsäuremuster insgesamt besser als das von Olivenöl. Das Verhältnis von Omega-3-Fettsäuren zu Omega-6-Fettsäuren ist im Rapsöl mit 1:2 eines der besten.

Oliven

In Anbetracht des hohen Gehalts an ungesättigten Fettsäuren sowie der hohen Eisen- und Calcium-Werte ist es kein Wunder, dass Oliven eine der Geheimwaffen der mediterranen Ernährung sind. Diese gilt nämlich als besonders gesund und soll vor allem das Herz-Kreislauf-System schützen. Ihre Inhaltsstoffe machen Oliven damit zum ultimativen Antioxidans und Entzündungshemmer.

Margarine

Margarine besteht im Gegensatz zu Butter aus pflanzlichen Ölen. Das spiegelt sich auch in der Fettsäurezusammensetzung wider, die deutlich günstiger ist. Manche Margarinen haben die Kennzeichnung, dass sie zum Großteil aus MCT-Fetten bestehen. Diese vereinfachen die Gewichtsabnahme, sind leichter verdaulich und werden nicht in den Fettzellen gespeichert, weshalb sie einen Vorteil gegenüber »normalen« Margarinen bieten. Ein weiterer Vorteil von Margarine im Allgemeinen ist, dass sie häufig mit Vitamin D angereichert ist. Das Vitamin D verbessert die Stoffwechselleistung, senkt die Blutfettwerte und aktiviert fettabbauende Enzyme.

Durstlöscher

Wer abnehmen möchte, muss ausreichend trinken, da sonst die Stoffwechselendprodukte nicht ausgeschieden werden können. Normalerweise ist es ausreichend jeden Tag 1,5 Liter zu trinken. Während einer Gewichtsabnahme ist es jedoch noch besser 2 bis 2,5 Liter zu trinken, da man sich so satt trinken kann.

Kaffee

Für manche ist Kaffee nur eine bittere, braune Pampe, für andere hingegen das Wachmachelixier, ohne das sie am Morgen nicht aus dem Bett kommen würden. Bereits der erste Punkt, sein bitterer Geschmack, macht Kaffee zu einem Appetithemmer. Noch dazu kommt sein hoher Koffeingehalt. Das Koffein aktiviert den Sympathikus und kurbelt damit die Fettverbrennung (Fettoxidation) an. Du kannst täglich bis zu 400 Milligramm Koffein trinken. Das entspricht in etwa vier Tassen Kaffee. Optimal ist es, nach jeder Mahlzeit einen starken Kaffee oder Espresso zu trinken.

Johanniskrauttee

Johanniskraut gilt als Stimmungsaufheller. Mehrere Studien belegen seine positive Wirkung auf den Serotoninhaushalt und Serotonin macht bekanntlich glücklich und satt. Neben dieser antidepressiven Eigenschaft ist das Kraut noch für seine beruhigende, stressreduzierende Wirkung sowie den antioxidativen Effekt aufgrund der enthaltenen Polyphenole bekannt.

Grüner Tee

Noch besser als Kaffee ist grüner Tee. Dessen Heilkraft weiß man in China schon seit Jahrtausenden zu schätzen. Grüner Tee enthält neben Koffein auch noch viele Catechine. Diese Kombination macht den Tee zu einem Schlankgetränk par excellence: Er kurbelt die Fettverbrennung (Fettoxidation) an, aktiviert Hormone und schützt zeitgleich vor Stress und ungebetenen Eindringlingen. Wer die Effekte von grünem Tee nutzen möchte, sollte täglich jedoch mindestens 500 Milliliter, noch besser einen Liter davon trinken.

Milch

Neben Wasser enthält Milch Proteine und vor allem Calcium. Dadurch liefert sie nicht nur viel Flüssigkeit, sondern kann die Wärmebildung erhöhen und damit zu einer verbesserten Stoffwechselleistung beitragen. Zudem wirken die Proteine und der hohe Wasseranteil sättigend. Die enthaltenen Konju-

gierten Linolsäuren wirken dazu noch muskelaufbauend und können die Blutfettwerte senken. Am optimalsten ist natürlich fettarme Milch mit 0,1 oder maximal 1,8 Prozent Fett. Fettreiche Milch solltest du eher meiden, weil diese viele Transfettsäuren enthält.

Alltagshelfer und Gewohnheiten

Oft ist es in erster Linie unser Verhalten, dass uns dick macht. Wir denken nicht jede Sekunde über unser Verhalten nach. Vieles passiert stattdessen unbewusst. Überprüfe daher zukünftig dein Verhalten und stelle die Verhaltensweisen um, die dich dick machen. Wusstest du, dass kleinere Teller die Sättigung fördern?

Wechselduschen

Jeder duscht sich, daher kommst du um diesen Lifehack wohl nicht mehr drumherum. Wenn es um das Ankurbeln des Kreislaufs geht, ist die Wechseldusche ein Klassiker, der zudem auch einfach in den Alltag zu integrieren ist. Damit du nicht gleich ins kalte Wasser springst, kannst du wie gewohnt mit warmem Wasser beginnen – so ist es auch richtig. Dadurch weiten sich nämlich die Gefäße. Erst im nächsten Schritt kommt das kalte Wasser: Dadurch ziehen sich die Gefäße reflexartig wieder zusammen. Wer das zweimal in seinen Duschgang integriert, tut sich und seinem Körper bereits etwas Gutes. Die Formel lautet also: Warmes Wasser gefolgt von 30 Sekunden kaltem Wasser, dann wieder 30 Sekunden warmes Wasser und wieder 30 Sekunden kaltes Wasser. Am Ende ist es nur noch wichtig sich wieder »warm einzupacken«.

Langfristig denken

Jeder, der glaubt, dass ihn eine zweiwöchige Diät zum Erfolg bringt, wird niemals zu dem gewünschten Erfolg kommen, den eine langfristige Änderung mit sich bringt. Hier spricht man von einer Ernährungsumstellung. Man muss aber auch bereit dafür sein langfristig etwas zu ändern und hierfür benötigt es Geduld und Durchhaltevermögen. Das bedeutet, dass man alte, gewohnte Verhaltensmuster ablegt und durch neue, viel bessere ersetzen. Diese Umstellung dauert länger als zwei Wochen. Aber sie hält dafür auch langfristig. Du solltest dir an diesem Punkt daher selbst die Frage stellen, was besser ist: Zwei Wochen nur 500 Kalorien zu sich zu nehmen mit dem Ergebnis, dass sich die Fettzellen nach ein paar Tagen wieder gefüllt haben, vielleicht sogar voller denn je sind, oder jeden Tag 200 Kalorien weniger zu essen und damit nie wieder eine »typische« Diät machen zu müssen, weil die Fettzellen jeden Tag ein bisschen mehr schrumpfen? Diese Frage kannst du dir am besten selbst beantworten.

Wasser

Auch wenn viele Lebensmittel bereits reich an Wasser sind, reicht dieses längst nicht aus, um die täglich nötige Wassermenge für den Körper zu erreichen. Mindestens 1,5 bis 2 Liter Wasser sollte man täglich trinken. Viele Menschen verwechseln Appetit mit ihrem Durstgefühl. Daher lohnt es sich, wenn man sich angewöhnt, vor dem Essen erstmal einen »Test-Schluck« zu nehmen, wenn nicht sogar ein ganzes Glas zu trinken und ein paar Minuten abzuwarten. Besonders kohlensäurehaltiges Wasser empfinden viele als sättigend.

Alltagsbewegung

Der Bürostuhl kostet uns Muskeln, das Auto kostet uns Muskeln und der Lieferservice noch mehr. Die Alltagsbewegung hat in den letzten Jahrzehnten so stark abgenommen, dass es mittlerweile Untersuchungen gibt, die zu dem Ergebnis kommen, dass die Menschen weltweit im Schnitt etwa 4900 Schritte pro Tag zurücklegen. Und das ist ohne Zweifel zu wenig. Dadurch gehen Muskeln verloren, der tägliche Kalorienbedarf nimmt drastisch ab und der Stoffwechsel wird immer langsamer. Überlege dir daher an welcher Stelle du in Zukunft im Alltag ein paar Meter gehen könnest: Einkäufe und der Weg zur Arbeit können mit dem Fahrrad oder vielleicht sogar zu Fuß zurückgelegt werden. Anstatt den ganzen Tag im Bürostuhl zu sitzen, könntest du auf der Stelle gehen. Manche integrieren alle zwei Tage einen dreißigminütigen Abendspaziergang. Egal, was es am Ende ist: Versuche dich bewusst wieder mehr zu bewegen und der Bequemlichkeit den Rücken zuzuwenden.

Zeitmanagement

Zeit ist Gold wert. Aber Zeitmanagement braucht auch eine gewisse Pflege, vor allem in Sachen Essenplanung. Lebensmittel frisch zuzubereiten und zu kochen nimmt Zeit in Anspruch. Daher ist es wichtig, dass man sich diese Zeit auch nimmt und vorher gut einteilt. Manch einem helfen Essenspläne, andere bevorzugen es vorzukochen. In jedem Fall lohnt es sich diese Zeit zu nehmen, denn kochen kann auch entspannen und damit das Cortisonlevel wieder runterbringen.

Sportarten

Sport erhöht den Energieverbrauch und fördert die Bildung von Muskeln. Das hilft natürlich beim Abnehmen. Allerdings ist der Zugewinn an Muskulatur sehr langwierig. Wer abnehmen und den Jo-Jo-Effekt vermeiden möchte, sollte daher dreimal die Woche sechzig bis neunzig Minuten Sport machen. Optimal ist eine Kombination aus Ausdauer- und Kraftsport mit ausreichend Pausen zwischen den Sätzen, da das den Energieverbrauch erhöht. Zudem solltest du in den Pausen ausreichend trinken.

CrossFit

CrossFit vereinet sehr viele Sportarten miteinander und eignet sich gut als Gruppensport. Ziel ist es in zehn Disziplinen gleichzeitig fit zu werden und das verbrennt natürlich viele Ka lorien. Egal, ob Ausdauer, Kraft, Beweglichkeit oder Koordination: CrossFit ist ein Mix aus allem. Je nach Körpergewicht, verbrennt man beim CrossFit bis zu 400 Kalorien in dreißig Minuten.

Krafttraining

Beim Krafttraining denken viele immer nur an Bodybuilder. Darum geht es aber gar nicht. Es geht um Muskelaufbau, denn Muskeln verbrennen schließlich viele Kalorien. Außerdem erhöht ein höherer Muskelanteil den Energiebedarf. Noch ein Pluspunkt. Je nach Körpergewicht verbrennt man beim Krafttraining circa 250 Kalorien in dreißig Minuten. Optimal ist es im Fitnessstudio Krafttraining und Ausdauertraining zu kombinieren. Empfehlenswert ist es, jeden zweiten Tag zwischen sechzig bis neunzig Minuten Krafttraining und Ausdauertraining zu betreiben. Lass dich am besten in einem Fitnessstudio von einem zertifizierten Trainer beraten.

Joggen

Es gibt keine Sportart, bei der man in dreißig Minuten mehr Kalorien verbrennt als beim Joggen. Mit circa 350 Kalorien – je nach Körpergewicht ist dieser Wert höher oder niedriger – werden viele der großen Muskelgruppen aktiviert. Das verbessert vor allem die Insulinsensitivität. Das heißt, dass das Insulin besser wirken kann, wodurch auch die Gewichtsabnahme verbessert wird. Jedoch sollten Menschen, die Probleme mit den Hüft- und Kniegelenken haben, besser vom Joggen absehen.

Zumba

Neben der Kalorienverbrennung kommt beim Zumba auch der Spaß nicht zu kurz. Die Musik lässt den Alltag vergessen und motiviert zugleich sich noch mehr zu bewegen. Beim Zumba werden alle Muskelgruppen beansprucht und daher ist das Tanzen ein echtes Kalorienpurzelprogramm. Je nach Körpergewicht verbrennt man beim Zumba nämlich bis zu 250 Kalorien in dreißig Minuten und hat auch danach noch gute Laune.

Schwimmen

Schwimmen eignet sich besonders für etwas fülligere Personen. Die Gelenke werden geschont und durch das Gefühl der Schwerelosigkeit wird der Einstieg in die Sportkarriere etwas erleichtert. Das Wasser hat nebenbei noch einen massierenden Effekt, wodurch Verspannungen aus dem Alltag gelöst werden können. Insgesamt verbrennt man beim Schwimmen in dreißig Minuten, abhängig vom Körpergewicht und der Geschwindigkeit, bis zu 280 Kalorien.

Radfahren

Auch Radfahren entlastet die Bänder, Wirbelsäule und Gelenke und ist daher sowohl für Einsteiger als auch für Fortgeschrittene geeignet. Ein weiterer Vorteil: Das Rad lässt sich super in den Alltag integrieren. Bis zu 300 Kalorien kann man in dreißig Minuten verbrennen. Bei einer durchschnittlichen Geschwindigkeit (circa 15 km/h) lassen sich also ganz easy 7,5 Kilometer zurücklegen. Ist Fahrradfahren vielleicht dein neuer Alltagsheld?

Hula-Hoop

Hula-Hoop beansprucht vor allem die Bauch- und Rückenmuskulatur. Außer ein bisschen Musik und Platz braucht es sonst nichts. Egal, ob vor dem Fernseher oder im Garten: Hula-Hoop kann man überall machen. Bei zehn Minuten Hula-Hoop tanzen verbrennt man circa 60 Kalorien, das rechnet sich bei dreißig Minuten auf immerhin 180 Kalorien.

Kapitel 9

Eine kleine Randbemerkung für weniger Selbstzweifel

Was auf jeden Fall auch an dieser Stelle nochmal betont werden sollte, ist, dass nicht alle diese Tipps beziehungsweise Stoffe bei jedem Menschen gleich helfen. Und das ist der Knackpunkt bei jeder wissenschaftlichen Studie im Bereich der Ernährung, was jedoch keine Diät der Welt berücksichtigt. Jeder Körper ist anders! Auch wenn die Mechanismen im groben alle gleich sind, so unterscheiden wir uns trotzdem voneinander: Wir sind verschieden aufgewachsen, haben als Kinder unterschiedliche Lebensmittel gegessen, sind in verschiedenen Städten und auf verschiedenen Dörfern aufgewachsen. Und, und, und. Man nennt diese Faktoren »äußere Einflüsse«. Obendrauf haben wir alle unseren eigenen Fingerabdruck, nie dieselbe DNA und manchmal ziemlich blöde Gene.

Bevor du also verzweifelst, weil bei einem oder einer Bekannten ein Stoff etwas bewirkt hat und bei dir nicht, solltest du dir immer ins Gedächtnis rufen, dass dein Körper anders funktioniert und bei dir dafür ein anderer Stoff besser wirkt als bei deinem Gegenüber. Die Wissenschaft versucht aufzuklären, was im Allgemeinen im Körper passiert. Was allerdings genau in deinem Körper vor sich geht oder was genau ihm fehlt, das kann man nicht pauschalisieren und wird sich zeigen, wenn du ihm Zeit gibst und die Dinge ausprobierst.

Ernährung ist eine Wissenschaft, die nicht zu unterschätzen ist. Ernährung ist eine Wissenschaft, die uns alle etwas angeht und deren Rolle in unserer Gesellschaft leider zu oft missbraucht wird. Mit all dem Wissen, was in diesem Buch steckt, bist du nun hoffentlich etwas schlauer, was die Bedeutung und Wirkung von Lebensmitteln auf unseren Stoffwechsel betrifft. Gesund abzunehmen bedeutet immer eine Balance zwischen Genuss und Verzicht zu finden und das ist nur mit einer individuellen Ernährung, keiner null-acht-fünfzehn Diät, möglich. Also let's go!

Kapitel 10

Die Dosis macht das Gift

Da viele Menschen zu Supplementen (Nahrungsergänzungsmittel) anstatt zu Lebensmitteln greifen, ohne groß darüber nachzudenken, welchen Effekt die meist unnatürlich hohen Mengen haben, ergibt sich folgendes Problem: Viele Menschen brauchen eigentlich gar keine Supplemente, da sie über ihre Ernährung bereits genügend Nährstoffe aufnehmen. Damit du dich also nicht vergiftest, findest du hier eine kleine Übersicht über die Mengenangaben der wichtigsten Nährstoffe für einen funktionierenden Stoffwechsel. Diese gilt natürlich auch für Lebensmittel.

Wenn du ein Nahrungsergänzungsmittel einnehmen möchtest, solltest du dich von einer Ernährungsfachkraft, einem Arzt oder Apotheker beraten lassen. Nahrungsergänzungsmittel sollten in der Apotheke erworben werden und nicht im Internet oder Supermarkt.

Was?	Die tägliche Menge
Proteine	0,8 bis 2 Gramm pro Kilogramm Körpergewicht
Omega-3-Fettsäuren	300 mg bis 500 mg EPA/DHA plus 1.100 bis 1.600 mg ALA (Omega-3-Fettsäuren – Alpha-Linolensäure (ALA), Eicosapentaensäure (EPA), Docosahexaensäure (DHA))
L-Carnitin	bis zu 1 Gramm (der Körper produziert aus Lysin und Methionin circa 16 Milligramm L-Carnitin am Tag, wichtige Cofaktoren dafür sind: Vitamin B3, B6, C und Eisen)
Hydroxycitrat	bis 1000 Milligramm (zu hohe Mengen können toxisch wirken)
Vitamin C	200 Milligramm
Konjugierte Linolsäure	1,4 bis 6,8 Gramm

Was?	Die tägliche Menge
Vitamin D	über die Ernährung mit den üblichen Lebensmitteln: 2 bis 4 Mikrogramm
Ballaststoffe	30 bis 50 Gramm
Chrom	30 bis 100 Mikrogramm
MCT-Fette	20 bis 30 Gramm
Calcium	1000 Milligramm (zusammen mit Vitamin D)
Koffein	bis zu 400 Milligramm (ungefähr 4 Tassen Kaffee) (zusammen mit viel Bewegung, noch effizienter: zusammen mit Catechin)
Catechin	Maximal 800 Milligramm (zusammen mit Koffein)
Capsaicin	Maximal 5 Milligramm je Kilogramm Körpergewicht
Fucoxanthin	4 bis 8 Milligramm (zusammen mit Speiseöl)
Curcumin	nicht mehr als 2 Milligramm pro Kilogramm Körpergewicht (zusammen mit Piperin z. B. aus schwarzem Pfeffer)
Tryptophan	1500 bis 4000 Milligramm
Vitamin B6	1,4 Milligramm für Frauen und 1,6 Milligramm für Männer
Magnesium	300 Milligramm für Frauen und 350 Milligramm für Männer
Eisen	15 Milligramm für Frauen und 10 Milligramm für Männer
Probiotika	so viel, wie du möchtest Die wichtigsten Kulturen: Lactobacillus gasseri, Lactobacillus plantarum, Lactobacillus rhamnosus, Lactobacillus casei, Lactobacillus curvatus

Kapitel 11

Für Schlaumeier: Die wichtigsten Quellen

Jede Woche veröffentlichen Wissenschaftler weltweit tausende Artikel über ihre Studien. Viele davon widmen sich dem Thema Übergewicht. Wir haben daher die wichtigsten Studien gelesen und ausgewertet. Jeden Tag kommen neue Studien hinzu und neues Wissen wird geschaffen. Die Wissenschaft entwickelt sich tagtäglich weiter. Wenn du Fragen oder Anregungen hast, kannst du dich jederzeit gerne an uns, die Autorin und den Autor, wenden. Wir helfen Dir gerne!

Vorwort

R. Sender et al. Revised estimates for the number of human and bacteria cells in the body. PLOS Biology (2016); 14(8): e1002533. doi: 10.1371/journal.pbio.1002533

Kapitel 2

S. Kaushik et al. Autophagy in hypothalamic AgRP neurons regulates food intake and energy balance. Cell Metab (2011);14(2): 173–183. doi: 10.1016/j.cmet.2011.06.008.

H. L. **Fehm et al.** The selfish brain: competition for energy resources. Prog Brain Res (2006);153: 129–140. doi: 10.1016/S0079-6123(06)53007-9.

Kapitel 3

M. Hopkin. Fat cell numbers stay constant through adult life. Nature (2008). https://doi.org/10.1038/news.2008.800

K. L. Spalding et al. Dynamics of fat cell turnover in humans. Nature (2008) 5; 453 (7196): 783-7. doi: 10.1038/nature06902. Epub 2008 May 4. PMID: 18454136.

Kapitel 4

K. G. Stenkula, C. Erlanson-Albertsson. Adipose cell size: importance in health and disease. Am J Physiol Regul Integr Comp Physiol (2018) 315: 284–295. doi:10.1152/ajpregu.00257.2017.

K. K. Ong et al. Pregnancy Insulin, Glukose, and BMI Contribute to Birth Outcomes in Nondiabetic Mothers. Diabetes Care (2008) 31(11): 2193–2197. https://doi.org/10.2337/dc08-1111.

J. Pirkola et al. Risks of Overweight and Abdominal Obesity at Age 16 Years Associated With Prenatal Exposures to Maternal Prepregnancy Overweight and Gestational Diabetes Mellitus. Diabetes Care (2010) 33(5): 1115–1121. https://doi.org/10.2337/dc09-1871.

H. Reh. Die Fettzellgröße beim Menschen und ihre Abhängigkcit vom Ernährungszustand. Virchows Archiv für pathologische Anatomie und Physiologie und für klinische Medizin. Vol. 324, pp. 234–242 (1953).

K. L. Spalding et al. Dynamics of fat cell turnover in humans. Nature. (2008) 453: 783–787. DOI: 10.1038/nature06902.

T. M. Frayling et al. A common variant in the FTO gene is associated with body mass index and predisposes to childhood and adult obesity. Science (2007) 316: 889–894. DOI: 10.1126/science.1141634.

M. Claussnitzer et al. FTO Obesity Variant Circuitry and Adipocyte Browning in Humans. N Engl J Med (2015) 373: 895–907. DOI: 10.1056/NEJMoa1502214.

M. Rask-Andersen et al. Genome-wide association study of body fat distribution identifies adiposity loci and sex-specific genetic effects. Nature Communications (2019) 10 (339). doi: https://doi.org/10.1101/207498.

L. A. Lotta et al. Association of Genetic Variants Related to Gluteofemoral vs Abdominal Fat Distribution With Type 2 Diabetes, Coronary Disease, and Cardiovascular Risk Factors. JAMA (2018) 320 (24): 2553–2563. doi: 10.1001/jama.2018.19329.

A. Justice et al. Protein-coding variants implicate novel genes related to lipid homeostasis contributing to body-fat distribution. Nature Genetics (2019) 51: 452–469. https://doi.org/10.1038/s41588-018-0334-2.

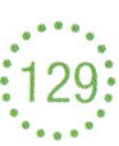

P. Akbari et al. Sequencing of 640,000 exomes identifies GPR75 variants associated with protection from obesity. Science (2021) 373 (6550): eabf8683. doi: 10.1126/science.abf8683.

Kapitel 5

R. E. Ley et al. Obesity alters gut microbial ecology. PNAS (2005) 102(31):11070–11075. doi: 10.1073/pnas.0504978102.

P. J. Turnbaugh et al. An obesity-associated gut microbiome with increased capacity for energy harvest. Nature (2006) 444(21): 1027–1103. doi: 10.1038/nature05414.

A. Everard et al. Responses of Gut Microbiota and Glucose and Lipid Metabolism to Prebiotics in Genetic Obese and Diet-Induced Leptin-Resistant Mice. Diabetes (2011) 60(11):2775–2786. doi: 10.2337/db11-0227.

V. K. Ridaura et al. Gut Microbiota from Twins Discordant for Obesity Modulate Metabolism in Mice. Science (2013) 341(6150):1241214. doi: 10.1126/science.1241214.

Kapitel 6

M. S. Westerterp-Plantenga et al. Dietary protein, metabolism, and body-weight regulation: dose–response effects. International Journal of Obesity (2006) 30: 16–23. doi: 10.1038/sj.ijo.0803487.

Y.-H. Huang et al. Effects of Omega-3 Fatty Acids on Muscle Mass, Muscle Strength and Muscle Performance among the Elderly: A Meta-Analysis. Nutrients (2020) 12 (12): 3739. doi: 10.3390/nu12123739.

M. Askarpour et al. Beneficial effects of l-carnitine supplementation for weight management in overweight and obese adults: An updated systematic review and dose-response meta-analysis of randomized controlled trials. Pharmacol Res (2020) 151: 104554. doi: 10.1016/j.phrs.2019.104554.

H. G. Preuss et al. An overview of the safety and efficacy of a novel, natural(-)-hydroxycitric acid extract (HCA-SX) for weight management. J Med (2004) 35 (1–6): 33–48.

F. E. Shahmirzadi et al. The Effect of Conjugated Linoleic Acid Supplementation on Body Composition, Serum Insulin and Leptin in Obese Adults. Arch Iran Med (2019) 22 (5): 255–261.

A. R. Konopka et al. Influence of Nrf2 activators on subcellular skeletal muscle protein and DNA synthesis rates after 6 weeks of milk protein feeding in older adults. Gero Science (2017) 39: 175–186. doi: 10.1007/s11357-017-9968-8.

S.-I. Ahn et al. Effectiveness of Chitosan as a Dietary Supplement in Lowering Cholesterol in Murine Models: A Meta-Analysis. Mar Drugs (2021) 19(1): 26. doi: 10.3390/md19010026.

E. Chang, Y. Kim. Vitamin D decreases adipocyte lipid storage and increases NAD-SIRT1 pathway in 3T3-L1 adipocytes. Nutrition (2016) 32 (6): 702–708. doi: 10.1016/j.nut.2015.12.032.

C.-M. Chiang et al. Effects of Vitamin D Supplementation on Muscle Strength in Athletes: A Systematic Review. J Strength Cond Res (2017) 31 (2): 566–574. doi: 10.1519/JSC.0000000000001518. https://efsa.onlinelibrary.wiley.com/doi/pdf/10.2903/j.efsa.2010.1732.

M.-P. St-Onge, A. Bosarge. Weight-loss diet that includes consumption of medium-chain triacylglycerol oil leads to a greater rate of weight and fat mass loss than does olive oil. Am J Clin Nutr (2008) 87 (3): 621–626. doi: 10.1093/ajcn/87.3.621.

M.-P. St-Onge et al. Medium-Chain Triglycerides Increase Energy Expenditure and Decrease Adiposity in Overweight Men. Obes Res (2003) 11(3): 395–402. doi: 10.1038/oby.2003.53.

J. Z. Ilich et al. Role of Calcium and Low-Fat Dairy Foods in Weight-Loss Outcomes Revisited: Results from the Randomized Trial of Effects on Bone and Body Composition in Overweight/Obese Postmenopausal Women. Nutrients (2019) 11 (5): 1157. doi: 10.3390/nu11051157.

A. G. Dulloo. The search for compounds that stimulate thermogenesis in obesity management: from pharmaceuticals to functional food ingredients. https://core.ac.uk/download/pdf/20656967.pdf.

I-J. Chen et al. Therapeutic effect of high-dose green tea extract on weight reduction: A randomized, double-blind, placebo-controlled clinical trial. Clin Nutr (2016) 35 (3): 592–599. doi: 10.1016/j.clnu.2015.05.003.

R. Hursel, M. S. Westerterp-Plantenga. Green tea catechin plus caffeine supplementation to a high-protein diet has no additional effect on body weight maintenance after weight loss. Am J Clin Nutr (2009) 89 (3): 822–830. doi: 10.3945/ajcn.2008.27043.

C.-H. Wu et al. Relationship among habitual tea consumption, percent body fat, and body fat distribution. Obes Res (2003) 11 (9): 1088–1095. doi: 10.1038/oby.2003.149.

C.-L. Hsu, G.-C. Yen. Effects of capsaicin on induction of apoptosis and inhibition of adipogenesis in 3T3-L1 cells. J Agric Food Chem (2007) 55 (5): 1730–1736. doi: 10.1021/jf062912b.

M. A. Gammone, N. D'Orazio. Anti-obesity activity of the marine carotenoid fucoxanthin. Mar Drugs (2015) 13 (4): 2196–2214. doi: 10.3390/md13042196.

J. Dai et al. Curcumin promotes AApoAII amyloidosis and peroxisome proliferation in mice by activating the PPARα signaling pathway. eLife. (2021): 10. doi: 10.7554/eLife.63538.

ESFA. Scientific Opinion on the substantiation of health claims related to chitosan and reduction in body weight (ID 679, 1499), maintenance of normal blood LDL-cholesterol concentrations (ID 4663), reduction of intestinal transit time (ID 4664) and reduction of inflammation (ID 1985) pursuant to Article 13(1) of Regulation (EC) No 1924/2006. DOI: https://doi.org/10.2903/j.efsa.2011.2214.

M. Askari et al. The effects of magnesium supplementation on obesity measures in adults: a systematic review and dose-response meta-analysis of randomized controlled trials. Crit Rev Food Sci Nutr (2020) 11; 1–17. doi: 10.1080/10408398.2020.1790498.

C. J. Steward et al. One week of magnesium supplementation lowers IL-6, muscle soreness and increases post-exercise blood Glukose in response to downhill running. Eur J Appl Physiol (20199 119 (11-12): 2617–2627. doi: 10.1007/s00421-019-04238-y.

Y. Kadooka et al. Effect of Lactobacillus gasseri SBT2055 in fermented milk on abdominal adiposity in adults in a randomised controlled trial. Br J Nutr (2013) 110 (9): 1696–1703. doi: 10.1017/S0007114513001037.

L. Crovesy et al. Effect of Lactobacillus on body weight and body fat in overweight subjects: a systematic review of randomized controlled clinical trials. International Journal of Obesity (2017) 41 (11): 1607–1614. doi: 10.1038/ijo.2017.161.

Z.-B. Wang et al. The Potential Role of Probiotics in Controlling Overweight/Obesity and Associated Metabolic Parameters in Adults: A Systematic Review and Meta-Analysis. Evid Based Complement Alternat Med (2019) 2019. doi: 10.1155/2019/3862971.

G. Aktas et al. Treatment of iron deficiency anemia induces weight loss and improves metabolic parameters. Clin Ter (2014) 165 (2): 87–89. doi: 10.7471/CT.2014.1688.

Kapitel 7

T. Althoff et al. Large-scale physical activity data reveal worldwide activity inequality. Nature (2017) 54: 336–339. doi: https://doi.org/10.1038/nature23018.

P. Devillier et al. The pharmacology of bitter taste receptors and their role in human airways. Pharmacol Ther 155: 11–21. doi: 10.1016/j.pharmthera.2015.08.001.

P. Andreozzi et al. The Bitter Taste Receptor Agonist Quinine Reduces Calorie Intake and Increases the Postprandial Release of Cholecystokinin in Healthy Subjects. J Neurogastroenterol Motil 21(4): 511–519. doi: 10.5056/jnm15028.

R. J. Lee et al. T2R38 taste receptor polymorphisms underlie susceptibility to upper respiratory infection. J Clin Invest 122(11): 4145–4159. doi: 10.1172/JCI64240.

F. A. Shaik et al. Bitter taste receptors: Extraoral roles in pathophysiology. Int J Biochem Cell Biol 77(Pt B): 197–204. doi: 10.1016/j.biocel.2016.03.011.

F. Li (2013) Taste perception: from the tongue to the testis. Mol Hum Reprod 19(6): 349–360. doi: 10.1093/molehr/gat009.

J. Xu et al. (2013) Functional characterization of bitter-taste receptors expressed in mammalian testis. Mol Hum Reprod 19(1): 17–28. doi: 10.1093/molehr/gas040.

A. S. Shah et al. (2009) Motile cilia of human airway epithelia are chemosensory. Science 325(5944): 1131–1134. doi: 10.1126/science.1173869.

A. Malki et al. (2015) Class I odorant receptors, TAS1R and TAS2R taste receptors, are markers for subpopulations of circulating leukocytes. J Leukoc Biol 97(3): 533–545. doi: 10.1189/jlb.2A0714-331RR.

R. Yoshida et al. (2017) The Role of Cholecystokinin in Peripheral Taste Signaling in Mice. Front Physiol 8: 866. doi: 10.3389/fphys.2017.00866.

K. Kim et al. (2014) Denatonium induces secretion of glucagon-like peptide-1 through activation of bitter taste receptor pathways. Diabetologia 57(10): 2117–2125. doi: 10.1007/s00125-014-3326-5.

J. K. DiBaise et al. (2008): Gut Microbiota and Its Possible Relationship with Obesity. Mayo Clin Proc. 2008; 83(4): 460–469.

H. Zhang et al. (2009): Human gut microbiota in obesity and after gastric bypass. pnas 2009; 106(7): 2365–2370.

Der Heilpraktiker. Studie: Pflanzliche Bitterstoffe reduzieren den Bauchumfang, 11/2010, 35.

Praxis Magazin. Mit urheimischen Bitterstoffe gegen das viszerale Bauchfett, 12/2010, 46.

M. Lonnie et al. Exploring health-promoting attributes of plant proteins as a functional ingredient for the food sector: A systematic review of human interventional studies. Nutrients 12 (8): 2291.

J. Ge et al. The health benefits, functional properties, modifications, and applications of pea (Pisum sativum L.) protein: Current status, challenges, and perspectives. Compr Rev Food Sci Food Saf 19 (4): 1835–1876.

R. W. Morton et al. A systematic review, meta-analysis and meta-regression of the effect of protein supplementation on resistance training-induced gains in muscle mass and strength in healthy adults. Br J Sports Med 52 (6): 376–384.

D. Montiel-Rojas et al. Fighting sarcopenia in ageing european adults: The importance of the amount and source of dietary proteins. Nutrients 12 (12): 3601.

A. Kalinkovich, G. Livshits Sarcopenic obesity or obese sarcopenia: A cross talk between age-associated adipose tissue and skeletal muscle inflammation as a main mechanism of the pathogenesis. Ageing Res Rev 35: 200–221.

J. A. Batsis, D. T. Villareal. Sarcopenic obesity in older adults: aetiology, epidemiology and treatment strategies. Nat Rev Endocrinol 14 (9): 513–537.

Kapitel 12

Anhang

Wichtige Websites:
www.deprom.org
www.dgmim.de
www.dkgd.de
www.omni-biotic.com
www.laraopfermann.com
www.svendavidmueller.de

Wichtige Anschriften:
Deutsches Kompetenzzentrum Gesundheitsförderung und Diätetik e. V.
c/o: Hon. Prof. PhDr. Sven-David Müller, M.Sc.
Heckenstraße 36
38226 Salzgitter
www.dkgd.de
info@dkgd.de

Institut Allergosan Pharmazeutische Produkte- Forschungs- und Vertriebs GmbH
Schmiedlstraße 8A
A-8042 Graz
Tel.: 0043-316405305
Tel.: 0800-5035086
www.allergosan.at
info@allergosan.at

Buchempfehlungen der Autoren:

Die 50 besten Blutzuckerkiller,
Sven-David Müller, TRIAS Verlag, Stuttgart
Die 50 besten Cholesterinkiller,
Sven-David Müller, TRIAS Verlag, Stuttgart
Die 50 besten Virenkiller,
Sven-David Müller, TRIAS Verlag, Stuttgart
Wir essen uns schlank,
Sven-David Müller, Mainz Verlag, Aachen
Die Kalorien Ampel,
Sven-David Müller, TRIAS Verlag, Stuttgart
Die Low Carb Ampel,
Sven-David Müller, TRIAS Verlag, Stuttgart
Die Cholesterin- und Fett-Ampel,
Sven-David Müller, TRIAS Verlag, Stuttgart
Die Darm-Diät,
Anita Frauwallner, Kneipp Verlag, Wien

Über die Autoren

Lara Opfermann, B. Sc.
Lara Opfermann aus Braunschweig studierte Ernährungswissenschaften an den Universitäten in Bonn und Halle Saale mit dem Schwerpunkt Ernährungsmedizin. Ihre Begeisterung gilt der Prävention und Gesundheitsförderung sowie der Ernährung als Medizin. Derzeit studiert sie Psychologie. Schon während des Studiums begann sie das Schreiben und arbeitete intensiv zusammen mit Prof. PhDr. Sven-David Müller. Ihr Ziel ist es die Naturwissenschaften greifbar zu machen und neuste Erkenntnisse für jeden verständlich zu übersetzen.

Prof. PhDr. Sven-David Müller, M. Sc.
Sven David Müller aus Braunschweig ist studierter sowie promovierter Naturwissenschaftler und Autor zahlreicher Ernährungsratgeber. Er wurde für seine besonderen Verdienste um die Volksgesundheit, insbesondere im Bereich Ernährungsaufklärung und Diabetes mellitus, mit dem Bundesverdienstkreuz ausgezeichnet. Die Albert Schweitzer Gesellschaft zeichnete ihn mit dem Ehrenkreuz erster Klasse für Kunst und Wissenschaft aus. Sein Interesse an Medizin und Ernährung wurde seit seiner Jugend durch die eigene Typ-1-Diabetes-Erkrankung maßgeblich geprägt. Nach seinen Ausbildungen zum staatlich anerkannten Diätassistenten und Diabetesberater der Deutschen Diabetes Gesellschaft folgten Studiengänge in der angewandten Ernährungsmedizin und der Gesundheitswissenschaften/ Public Health. Seit dreißig Jahren ist er in Beratung und Wissenschaft tätig, davon zehn Jahre an der Universitätsklinik Aachen. Sven-David Müller ist Vorsitzender des Deutschen Kompetenzzentrums Gesundheitsförderung und Diätetik. Hauptberuflich arbeitet er als Stabsstellenleiter beim Leibniz-Institut DSMZ – Deutsche Sammlung von Mikroorganismen und Zellkulturen in Braunschweig. Er ist Vater eines Sohnes. Seit 2012 hat er Lehraufträge an der Donau Universität Krems und seit Ende 2021 ist er Honorarprofessor für Diätetik am Institut für Healthcare Management der Warsaw Management University. Seit 2022 ist er Lehrbeauftragter der Fresenius Hochschule Idstein und Gutachter der Apollon Hochschule der Gesundheitswirtschaft. Sven-David Müller gehört mit 215 Buchtiteln in 14 Sprachen zu den erfolgreichsten Ernährungsratgeber-Autoren in Europa.

Außerdem von Sven-David Müller im Verlag Mainz – Ratgeber & Sachbücher erschienen

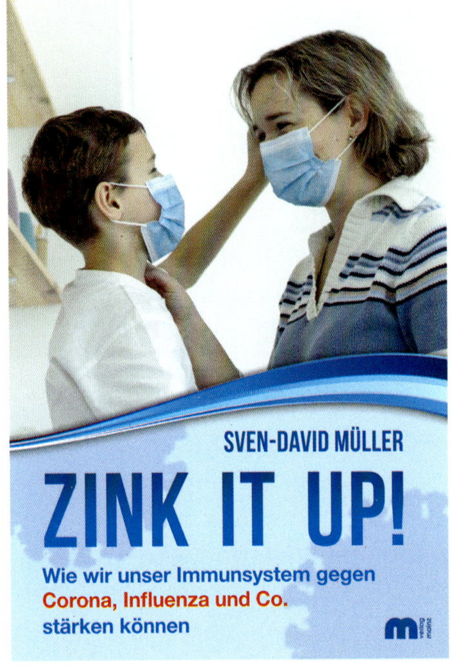

Sven-David Müller

Zink it up!

Wie wir unser Immunsystem gegen Corona, Influenza und Co. stärken können

112 Seiten
14,80 EUR [D]
15,30 EUR [A]
ISBN : 978-3-86317-047-9

Das Spurenelement Zink ist für den Menschen lebenswichtig. Weder das Immunsystem und die Abwehrkräfte, noch die Blutzuckerregulation können ohne Zink funktionieren. Die Weltgesundheitsorganisation WHO warnt, dass mehr als die Hälfte der Weltbevölkerung unter Zinkmangel leidet. Auch in Deutschland sind viele Menschen schlecht mit Zink versorgt. Eine besondere Rolle spielt Zink für das Immunsystem und daher ist es auch und gerade im Rahmen der Corona-Pandemie von größter Bedeutung.